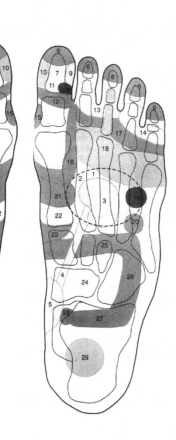

足部反射疗法

徐晓寅 编著

东南大学出版社
SOUTHEAST UNIVERSITY PRESS
·南京·

内 容 提 要

本书主要介绍足部反射疗法的概念、功效,反射区的分布,反射疗法的操作方法、注意事项、适应证、禁忌证,不良反应的处理,足部反射疗法用于常见慢性病的诊断、治疗等。本书通俗易懂,方法简便易学,疗效显著无副作用。

本书适合各类人群阅读,更适合作老年大学教材。

图书在版编目(CIP)数据

足部反射疗法 / 徐晓寅编著. —南京 :东南大学
出版社,2015.3(2020.1重印)
ISBN 978-7-5641-5562-9

Ⅰ. ①足… Ⅱ. ①徐… Ⅲ. ①足—反射疗法
Ⅳ. ①R244.1

中国版本图书馆 CIP 数据核字(2015)第 039753 号

足部反射疗法

出版发行	东南大学出版社
出 版 人	江建中
社　　址	南京市四牌楼 2 号
邮　　编	210096
经　　销	江苏省新华书店
印　　刷	虎彩印艺股份有限公司
开　　本	700 mm×1 000 mm　1/16
印　　张	12　彩页 2 页
字　　数	162 千字
版　　次	2015 年 3 月第 1 版　2020 年 1 月第 2 次印刷
书　　号	ISBN 978-7-5641-5562-9
定　　价	35.00 元

前　言

1991年1月,中国卫生部发出的卫健发字第一号文件指出:"足部反射疗法是一种简便易行,效果显著,无副作用的防病治病自我保健方法,尤其是对中、老年人自我保健更有其现实作用。"

反射疗法,世界各地通用的名称是 reflexology,即反射学或反射法。在中国,反射疗法是卫生行业中一个新的专业和新的职业。

足反射疗法是反射疗法中的一个主要分支,由于足反射疗法具备反射疗法的一切特点,且操作方便,易学易会,故备受重视。它逐步地在我国普及推广,使这一自然疗法惠及千家万户,让人人都能分享到健康快乐。

足反射疗法的特点:简便易行:足反射疗法不需要任何药物和器械,只需要你自己的手和脚,就能防病治病和自我保健,既能给自己保健和调理又能为亲朋好友保健和调理。

效果显著:足反射疗法适合各种年龄对象的防病治病和自我保健。

儿童:运用足反射疗法可以促进儿童的智力、体力的发育并增强免疫力,对儿童的一些常见病也有很好的预防和治疗作用。

成人:足反射疗法可成为强壮身体、对抗疾病的有力武器。

中、老年人:足反射疗法可以及时发现人体的一些器官功能不正常,及时调理,使其恢复正常。它可减缓衰老过程,增强各个器官的活力,从而延长人的自然寿命。

无副作用:足反射疗法一般无副作用,不易出偏差事故,是一种比较安全的保健方法。

为了普及推广足反射疗法,常州老年大学特开设了足反射疗法(简称足疗)班,邀我讲课,为此,我编写了足反射疗法课的教材,我真诚地期盼:

1. 通过足疗课的学习,让老年朋友了解足疗,走进足疗。在防病治病中,除了吃药打针,还有足疗这种自然疗法能够帮助你。

2. 通过足疗课的学习,让老年朋友了解一些医学知识,了解一些疾病知识,从而更好地防病治病。常言道,要想生活小康,先要身体健康,要想身体健康,重在早期预防。足疗能助你保健安康。

3. 通过足疗课的学习,让老年朋友成为家庭的保健医生,给自己和家人带来健康,从而合家幸福,健康快乐。

衷心祝愿老年朋友健康快乐!

徐晓寅

2014年9月

目　录

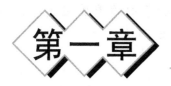

第一章 基础知识

足疗理论知识概论

一、何谓足疗

要了解什么叫足疗,首先要了解什么叫反射疗法。

1. 反射疗法 ①职业的名称:中国劳动和社会保障部把这一职业定名为反射疗法。其从业人员叫反射疗法师。②国外称反射学或反射法(reflexology)。③反射疗法的定义:建立在全息生物学理论及神经反射学理论基础上,采用手法或其他方法,对人体体表各全息元中的反射区(点),施加刺激引起人体内部生理调整的一种自然疗法或自然保健法。

——摘自卫生部反射疗法教材

其基本内涵可概述如下:①人体包含有许多全息元,每个全息元是人体中相对独立的部分,但它包含全身的信息,与全身有不间断的信息交流。②在每个全息元中可找到与全身各脏腑器官相对应的反射区(点),人体脏腑器官若有病理信息,可反映到其所对应的反射区,表现为某种可触摸观察到的体征;反之,施加于反射区的刺激,也可传递到其所对应的脏腑器官,调整其功能使之恢复正常。③通过对人体体表各全息元中的反射区施行反射法,可起到诊断、治疗、保健的作用。

2. 足疗 足疗的全称是足反射疗法。其定义是:建立在全息生物学理论及神经反射理论基础上,采用手法或其他方法对足部全息元中的反射区施加刺激引起人体生理调整的一种自然疗法或自然保健法。

反射疗法是一个广泛的概念,有足反射疗法、耳反射疗法、手反射疗法、眼反射疗法、鼻反射疗法、第二掌骨反射疗法、第三掌骨反射疗法、脊反射疗法等。

反射疗法中最主要的分支是足反射疗法。由于双脚在人体所处的特殊地位,使足反射疗法成为整个反射学中的重要组成部分,成为反射疗法专业的入门课和反射疗法师的基本课。

(一)足疗与足浴的区别

讲到足疗足浴大家一定不陌生,我们走在大街上就会看到很多足疗店和足浴店,客人进去泡泡脚、按按脚,很舒服。可是,你是否知道,现在我们国家在足部上服务的有两个不同的职业,是哪两个不同的职业呢?这两个职业一个叫足部按摩(简称足浴),一个叫反射疗法(简称足疗)。它们的区别:

1. 名称上的区别 足:足,脚也。疗,通过对脚上反射区的触摸与刺激达到对人体疾病的诊断与调理作用。足浴:足,脚也。浴,洗也。足浴,洗脚。

2. 职业上的区别 足疗:职业名称,反射疗法。从业人员名称,反射疗法师。足浴:职业名称,足部按摩。从业人员名称,足部按摩师。

3. 行业上的区别 足疗:属卫生服务行业,由劳动及社会保障部、卫生部双重管理。足浴:属服务行业,由劳动及社会保障部管理。

4. 资质上的区别 足疗从业人员,反射疗法师的资格评定由卫生部直接考核。足浴从业人员,足部按摩师的资格评定由当地劳动局培训中心考核。

5. 服务对象的区别 足疗,服务的对象是患者和亚健康人群。需要根据不同的服务对象采取不同的手法与不同的反射区配方。所以对从业人员的要求较高,需具备一定的中西医学知识,如人体的生理解剖知识、疾病知识等。足浴,服务的对象是想休闲、放松的人群。对每个服务对象采取相同的手法与相同的反射区,千篇一律。所以对从业人员的要求不高,入行门槛较低。

6. 在国际关系上的区别 足疗,与国际接轨。①反射区定位的统一。②有国际组织,名称是国际反射学理事会。中国足健会是理事会会员。足浴,无国际组织。

7. 两个职业确立时间的区别　足疗:2007年;足浴:1999年。

从以上的比较,我们可以清楚地了解足疗与足浴的区别。其实它们两个最大的区别在于足浴是休闲放松,所以不要求技师对客人有针对性、有目的性地做,为一个客人服务和为100个客人都是一样的手法。另外,现在大多的足浴店都是按照本店的手法操作的,整个行业没有统一的手法。而足疗不一样,足疗必须根据每个客人的具体身体健康情况来操作,比如:第一个病人是糖尿病,第二个病人是胃病,第三个病人是肾病,三个病人的身体状况不一样,导致这三个病人的足疗重点就不一样。所以根据每个人不同的情况应该有不同的足疗处方,然后再实施足疗。这才是我们讲得真正意义上的足疗。

(二) 足疗中的"反射区",为什么不能称"穴位"

现在很多人都知道脚是个宝,因为上面分布着很多区域,很多人把这些区域称为"穴位"。而事实上在反射疗法中这些区域不能称为穴位,而是称"反射区"。那穴位和反射区又有哪些区别呢?

1. 范围不同　反射区,范围大,往往是一个区域;穴位,范围小,只是一个点。

2. 原理不同　反射区,是根据全息原理;穴位,是根据经络学原理。

3. 意义不同　反射区,根据全息,反射区和脏腑器官相对应,所以,反射区直接反映某一脏腑器官,如:肾反射区反映的就是肾脏器官;穴位,是根据中医经络学而定的穴位,穴位是每条经络上的某一穴,而不能直接反映某一器官。如:涌泉穴,只是足少阴肾经上一要穴,而不能直接反映肾脏器官。

4. 中医的经络学在脚上的穴位有38个,足疗在足部的反射区是62个,数量上不一致。

5. 史记中记载的"医有俞跗",其中的"俞"和愈相通,是指治愈的意思,"跗"即足背的意思。"俞跗"是指古时有一种医生通过摸脚背治愈疾病。中医经络在脚底的穴位只有一个:涌泉穴。其余穴位分布在脚背与脚两侧,所以可以看出古时摸脚医生是根据经络学原理治病的。现在反射疗法中的足疗在脚上的反射区不光分布在脚背和两侧,光脚底就有34个,占了全足反射区的50％多,所以,足反射疗法中的反射区不应该是指俞跗中的穴位。

6. 中医的穴位不直接和脏器相对应,如涌泉穴,是指足少阴肾经上的一要穴,它不是直接指的脏器;足疗中的反射区是直接和脏器相对应的,如肾脏反射区就是直接和肾脏器官相对应的。所以,如果用经络学中的穴位来解释反射区显然很牵强。

7. 在足部即使有穴位和反射区位置重叠,但意义不同。如大拇趾旁的隐白穴位,它对腹胀、便血、尿血、月经过多、多梦、惊风等有调理作用。而重叠的反射区是鼻反射区,其相对应的也只是鼻器官。其功效只是对鼻器官的调理。我曾作过比较,脚上所有的穴位和反射区重叠的部位所表达的意义都不同。所以,经络学中的穴位和足疗中的反射区不存在相同性。

8. 反射疗法是建立在全息生物学理论和神经反射学理论基础上的,其反射区和脏器——相对应。

神经反射理论、全息生物学理论、都是现代医学的概念。

综合以上的观点,我认为反射疗法中的反射区和中医经络学上的穴位不是同一概念。真如卫生部对足反射疗法的诠释:反射学是我国改革开放以后从国外引进的新的学科。

(三) 足疗是不是治疗足部的疾病

足疗不是治疗足部的疾病,足疗对足部病的治疗是无效的。比如:脚癣、甲沟炎等都不属足疗的范畴。

足疗可治疗什么病? 所患疾病的脏器,能在脚上找到其相对应的反射区,就可以试着去用足疗调理该脏器的功能。

(四) 为什么提倡做足疗

既然反射疗法包括足疗、耳疗、手疗等,但为什么我们提倡足疗是反射疗法中最好的保健方法呢? 这是因为:

1. 双脚所处的特殊地位　①脚离心脏最远,是人体的末梢部位,血流速度最慢,容易引起循环障碍,增加心脏的负担。通过对足部的刺激改善循环障碍,促进血液循环,从而减轻心脏的负担。②血液中的酸性代谢物容易积聚和沉积在脚上,通过对足部的刺激加快循环,从而促进代谢物的排出。

2. 双足的可操作性 不管是自己操作还是为他人操作都比较方便。尤其适合自己为自己保健或治疗。但其他的如耳疗操作不方便,尤其自己操作更不方便。

3. 双足面积大,信息量就大,对诊断与治疗的效果好。

4. 脚的敏感性比手的敏感性好,治疗的效果好。

5. 足疗的统一性 目前足疗的图谱与耳疗的图谱是有统一标准的。手疗的图谱目前尚不统一,各种派别,反射区的定位相差甚大。

二、足疗的起源、现状

1917 年,美国医生威廉·菲兹杰拉德提出并出版了《区域疗法》一书,引起全世界的轰动。

1938 年,美国治疗师英哈姆女士根据区域疗法理论,出版了《足的故事》一书,确立了足疗的治疗功效。

1975 年,德国按摩师玛鲁卡多女士在《足的故事》一书的基础上加以发展完善。她根据人体的解剖学,将足部和人体各脏腑器官——相对应,形成了"足反射图",写作并出版了《脚部反射疗法》一书。

根据足反射图,各国科学家都在研究,并相继成立了研究会:

德国:足反射疗法研究会。

瑞士:脚部反射区病理研究会。

日本:脚部反射带刺激疗法研究会。

英国:反射学研究会。

北美:北美反射学会。

台湾:若石疗法研究会。

中国:中国足部反射区健康法研究会。

1991 年 7 月,经民政部批准,中国反射区健康法研究会办理了登记注册,成为一个由卫生部归口管理的全国性学术团体。卫生部指出:足部反射区健康法是一种简便易行、效果显著、无副作用的防病治病自我保健方法，尤其是对中、老年人的自我保健更有其现实作用（摘自卫生部的批示文件）。

中国反射区健康法研究会总部设在北京，杭雄文任会长。

中国反射区健康法研究会成立以后，主要工作是培训和学术研究。同年创刊了《双足与保健》杂志。它由卫生部主管，研究会主编，海内外发行，是一本专门刊登足疗保健与治疗的权威杂志。

2006年，中国反射区健康法研究会由卫生部接管。2007年4月25日，反射疗法正式纳入《中华人民共和国职业分类大典》，成为中国政府承认的一个新职业。反射疗法是卫生行业的一个新的专业，它将在卫生部的领导下，有计划地在我国十三亿人口中普及推广，让反射疗法这个自然健康疗法惠及千家万户，让人人都能分享到健康的快乐。

三、足疗的价值

足反射疗法（简称足疗）的价值体现在两个方面，可称为两大价值：

1. 足疗的实用价值

（1）诊断：足反射疗法理论，双脚上有许多特定的区域，称为"反射区"。每一个反射区与人体的某一个脏腑器官相对应。当某一个脏腑器官有了病变或者功能不正常的时候，在脚上相对应的反射区就会出现压痛感觉，或颜色及外形的变化，或者其他的病理证候。也就是说，我们的双脚上存在着全身脏器的信息，它就像是人体的一个"早期警报系统"，随时用它特有的语言，告诉我们身体的哪一个部位存在着问题，帮助我们发现疾病和诊断疾病。所以，足部的反射区是人体疾病的早期警报器，通过对足部反射区颜色及外形的观察，以及对反射区的触摸，查找反射区内是否有气泡、颗粒、条索状、块状物等阳性物，从而判断反射区相对应的脏器功能是否正常。

例如：患有颈椎疾病的人，他们脚上的颈椎反射区上会有明显压痛感觉，并会有气泡等阳性物的存在。

（2）治疗：如果说足部反射区是人体疾病的警报器，那么足部反射区又是人体疾病的治疗器。当人体某个脏器功能失调,不平衡时,通过对足部反射区的刺激,达到调节这个反射区相对应脏器功能平衡,使脏器功能从不正常恢复到正常,从而收到保健与治疗的效果。

例如:便秘患者,当刺激足部相对应的肠等反射区后,能使便秘症状缓解和痊愈。

中国足部反射区健康法研究会成立以来,在专家教授、主任医师等科研人员指导下,全国各地的反射疗法师,通过大量的临床实践取得了许许多多第一手资料。在人体各系统疾病治疗中,取得了很多成功案例和治疗效果。对功能性疾病如失眠、便秘、高血压、头痛等,足疗有独特的功效;对器质性疾病如糖尿病、肾病、前列腺增生等,足疗有很好的疗效;对一些顽疾如脑瘫、小脑萎缩、肋间神经痛、三叉神经痛、肠粘连等,足疗有意想不到的效果。足疗专刊《双足与保健》二十年来记录了大量的病案,反映了足疗的诊断和治疗的功效。

——这就是足疗的第一个价值:实用价值。它的意义在于对疾病能早发现,早干预,早治疗,从而更好地防病治病。

2. 足疗的经济价值

(1)自然疗法:在医学高度发达的今天,由于环境污染等因素,出现了不少现代医学也为之束手无策的疑难病症。制药工业的飞跃发展,带来了滥用药物的苦果。由于细菌、病毒产生的耐药性,一些已被消灭的传染病又死灰复燃。许多人意识到依赖化学合成药物带来的副作用,意识到人体自身有强大的修复能力。只有用自然方法来加强人体自身固有的自我防御,自我修复能力,才能真正防病治病,保持健康。足疗就是这种自然疗法。它融诊断、治疗、防病、保健于一体,没有任何副作用,对提高我国人民的身体素质有重要意义。它必将越来越受到重视,也必将成为 21 世纪预防医学的发展方向。

(2)平民疗法:随着中国医疗制度的改革,昂贵的医疗费用给老百姓和政府带来了沉重的负担。足疗人人都能学会,不花钱的防病治病方法给广大老百姓带来了健康的福音和家庭的幸福。自己动手做自己的医生,真正把健康掌握在自己的手中。

——这就是足疗的第二个价值：经济价值。它的意义在于不花钱或少花钱，用调整和增强自身免疫功能的自然疗法来对抗疾病，真正做到自己做自己的医生。

四、足疗的机制

1. 循环机制　足部是人体的末梢部位，远离心脏，再加上地球对人体的吸引力，足部的血液回流到心脏的速度慢，影响心脏及全身的血液循环。通过足疗，加快了血液循环，增加了回心血量，提高了心脏的效率，改善了全身的血液循环。

2. 反射机制　当按压足部的反射区时，所给予机体的刺激会使压觉感受器、痛觉感受器等产生强力的神经冲动，传入中枢神经系统。神经中枢经过综合分析后作出反应，在人体内可以引起一系列的自我调节效应，使人体内部的机能得到调整。

3. 全息机制　山东大学张颖清教授提出的全息生物学理论指出：脚是一个全息元，是人体整体的缩影。在脚上全息元中有许多反射区，这些反射区和人体的脏器——相对应。刺激这些反射区就可达到调节这些脏器功能的目的。

五、足疗的功效

1. 促进血液循环　双脚处在人体最低下的部位，与心脏距离最远，很容易出现末梢循环障碍、供血不足、静脉回流不畅，一些新陈代谢的废料也可能在足部积存下来，产生某种毒素。通过对足部施行反射法刺激，使足部的血液循环通畅，可带走足部积存的代谢产物，运到肾脏处理后排出体外。又由于双脚处于距心脏最远的一端，双足的血液循环改善，将促使全身的血液循环也处于良好的状态。

2. 调节各脏腑器官的功能　对足部反射区施加刺激，通过神经反射作用，能调整其所对应的脏腑器官的功能，延缓这些脏腑器官的衰老过程，使处于紊乱失衡状态的脏器功能转为正常。例如：对足部的心反射区施加适当的刺激，能改善心脏的功能，使心动过速、心动过缓或心律不规则的患者，恢复较正常的心律，比使用药物更为安全可靠。

3. 调整内分泌系统的协调功能　对足部各内分泌腺体反射区施加刺激,能有效地调节各内分泌腺的功能。由于内分泌腺所分泌的激素通过血液循环能达到人体各个器官,因此可对全身状况产生广泛而持久的影响。例如:对足部的垂体反射区施加刺激,可增强垂体的功能,并能促使其他内分泌腺分泌正常,对调整内分泌紊乱有良好的作用。

4. 提高自我防御能力,平衡免疫功能　对足部脾反射区及淋巴腺等反射区施加刺激,可增强人体的免疫机能。人体本来具备着一定的自我防御能力,但如果免疫系统的功能存在着缺陷,或者由于衰老、环境不良等因素而降低了自身的抗病能力,就容易得病。反射疗法能改善自身免疫系统的功能,对免疫功能低下或变态反应病(过敏性疾病)均有较好的治疗效果。

5. 消除紧张状态,促进身心放松　几十分钟的足疗可诱发大脑分泌内啡呔,此物能使人产生舒服、愉快感,从而让被施术者从紧张的生活节奏中得到充分的放松,减轻精神上的压力,精神焕发,身心轻快,对养病或保健都极有裨益。

六、足疗的注意事项

足疗是一种无副作用的自然疗法,但也并不是对任何疾病都可用足疗来治疗的,如急性传染疾病、大出血等。对待此类病人应立即送医院采取急救措施,千万不能贻误抢救时机。等病情稳定后可将足疗作为一种辅助康复的手段。另外在足疗操作中也有一些注意事项需要我们了解并要做到。

1. 不适合做足疗的人群　①急性传染疾病,外科急症病:外伤,骨折,烧伤,穿孔等。②怀孕及月经期的妇女。③各种大出血:吐血、便血、脑出血、胃出血、内脏出血等。④肾衰竭、心力衰竭、心肌梗死、肝坏死等各种危重病人。⑤各种中毒的人群。⑥肿瘤患者(有争议)。

以上病人应立即送医院抢救。

2. 实际操作中的注意事项

（1）饭后一小时内不要做足疗。

（2）足疗时要避开足部的外伤、水泡、化脓、疮疖、发炎、溃疡、水肿及静脉曲张的患处（足部破损后链球菌或葡萄球菌趁机钻进去，沿淋巴管道上行，造成局部的炎症，易造成丹毒等。糖尿病患者易生脚癣，足疗时如重力捏脚癣处，易导致皮肤破损，伤口不易愈合，后果严重）。

（3）足疗时压、点等手法时要避开足部骨骼突出处，以免损伤骨膜。

（4）足疗时要注意保暖，不要让风直接吹到被施术者的双脚上。

（5）对老人、小孩及体弱重病者要用轻手法操作。

（6）对正在服药治疗的患者，要遵医嘱继续服药，同时进行足疗。待病情好转后再逐渐减药，直至完全康复停药。

（7）足疗后，被施术者要饮用温开水 300～500 毫升。肾病和水肿患者饮水量可酌减。

（8）足疗后，不要马上用冷水洗手（术者）、洗脚（患者）。

七、足疗后可能出现的反应

1. 口干　最为常见，是循环加快，新陈代谢加快的表现。

2. 打哈欠，疲倦想睡　是因为足疗以后人体大脑能分泌一种激素样物质叫内啡呔，内啡呔有止痛、镇静、产生快感等作用。另外，足疗是一种被动的运动，足疗后有类似运动后出现的疲劳现象。

3. 失眠　有些人足疗后反而出现兴奋，失眠现象。注意这种人不可在晚上做足疗，而要选择白天做足疗。

4. 屁多，腹泻　足疗后肠蠕动加快所致。多次足疗后会调整至正常。

5. 妇女白带增多　属自身排毒现象。多次足疗后会正常。

6. 脚部出现臭味、大小便颜色变深并伴有臭味　属自身排毒现象。随着反射区相对应脏器功能的正常，脚部臭味、大小便颜色变深等现象会消失。

7. 低烧　说明患者体内某器官有炎症，发烧是人体的免疫反应。但只会有低烧，绝不会发高烧，足疗后碰巧有发高烧情况，请查找足疗外的其他原因。

8. 症状加重　常见关节系统疾病,如颈椎、腰椎等,说明人体相对应的脏器已接受到调理的信息。3～4天后这种现象会缓解。

9. 有些反射区会鼓胀　说明反射区相对应的器官以前的病没有痊愈,只是自身没感觉或被药物控制,足疗后在反射区上有所反映而鼓胀起来。通过继续足疗,这个脏器功能会得到调整,同时鼓胀也会消失。

10. 踝关节肿胀　说明这个患者淋巴管道不通畅。多次足疗后会改善。

11. 曲张的静脉肿胀更加明显　说明静脉血流量增多了。多次足疗后静脉肿胀会有所改善。

12. 头晕现象　较少见。这是紧张或空腹接受足疗后引起的现象,不必紧张,刺激头部反射区和肾上腺反射区会缓解。

13. 想找人说话　足疗中或足疗后,患者特别想聊天,诉说心里话。这是患者对足疗师的信任,更是表现患者希望能从疾病阴影中解脱出来的愿望。这种患者足疗的效果会更好。

足疗后的反应因各人情况不同而不同,除了以上的现象可能还会有其他的现象。面对足疗后可能会出现的反应不要慌张,要做好解释工作。足疗后有任何反应都会给治疗带来效果。

足部反射区

足部有62个反射区,在足部的分布有一定的规律。

一、反射区在足部的分布规律

1. 根据生物全息理论,双脚是人体的一个缩影。双脚的反射区和人体的各脏腑器官——相对应。

2. 根据解剖学理论,人体有四个腔:颅腔(头部)、胸腔、腹腔、盆腔。双脚上的反射区同样分为四个腔:颅腔、胸腔、腹腔、盆腔。这四个腔的反射区分别和人体的四个腔——相对应。

脚趾部对应人体的颅腔(头部):眼、耳、鼻、大小脑、颈项等反射区分布在这个部位。

脚前掌部对应人体的胸腔:肺、心等反射区分布在这个部位。

脚掌中部对应人体的腹腔:胃、胰、大小肠、脾(左脚)、肝胆(右脚)等反射区分布在这个部位。

脚后跟部对应人体的盆腔:子宫、前列腺、卵巢、睾丸、尿道等反射区分布在这个部位。

二、反射区在足部的定位特性

1. 人体双器官相对应在足部的反射区有对称性(2只脚都有),如肺、肾、输尿管、肩关节、肘关节、膝关节等。

2. 人体单器官相对应在足部的反射区有特殊性(只有1只脚有),如左脚的心、脾、降结肠、乙状结肠及直肠、肛门;右脚的肝、胆、盲肠、回盲瓣、升结肠。

3. 人体单器官相对应在足部的反射区有整体性(2只脚都有),如前面有胃、胰、十二指肠、小肠、横结肠等;后面有颈椎、胸椎、腰椎、骶尾骨、坐骨神经等。

三、全足反射区分为八大组

为了便于学习,全足62个反射区按照反射区的位置和操作的顺序,划分为八大组,我们一组一组地来学:

①足心位;②脚趾;③左前掌;④左掌中部;⑤足内侧;⑥足外侧;⑦足背部;⑧右脚与左脚不同的部位。

足疗操作的方法

一、足疗操作的顺序

足疗无太硬性的顺序规定,只是为了操作方便和不遗漏反

射区,认为足疗操作顺序最好是:

1. 足底→足内侧→足外侧→足背。
2. 足心部位(基本反射区)开始结束都要做。

二、足疗的手法、力度

足疗上用的手法很简单。

1. 常用的手的操作部位　指端、指腹、拇指关节、食指关节等。
2. 常用的手法　点按、揉按、推压、刮压等。

——手法是相对的,不是绝对的。只有一个目的:适度刺激。尤其是自己给自己实施足疗时,只要顺手着力,达到适度刺激,疼痛以能忍受为限就行。

足疗在力度上要掌握:轻、中、重。

(1) 根据目的不同采用不同的手法和力度:①诊断:以查病为目的,一般采用轻手法。②保健:以保健为目的,一般采用中手法。③治疗:以治疗为目的,一般采用重手法。

(2) 根据不同的对象、不同的病情、不同的反射区采用不同的手法和力度,见表1-1。

表1-1　足疗的手法、力度

轻手法	重手法
反应敏感的人	反应迟钝的人
年老体弱的人,小孩	年轻力壮的人
慢性病,中医说的虚症病人	急性病,中医说的实症病人
皮脂较薄的位置:眼,耳等	皮脂较厚的位置:肾上腺等

——在操作手法和力度上,该重则重,该轻则轻。

关键:①找准反射区。②找到有问题的反射区。③找到有问题的反射区的敏感点。

在足疗的操作手法和力度上请记住16个字:先轻后重,面中找点,按到痛处,事半功倍。

三、足疗的其他有关问题

1. 足部的解剖 足骨共 26 块,分为趾骨、跖骨、跗骨(图 1-1)。趾骨共 14 块:拇趾二节,第二趾至第五趾都是三节。跖骨共 5 块,位于足的中部。第一跖骨对应拇趾骨,第二跖骨对应第二趾骨,第三跖骨对应第三趾骨,第四跖骨对应第四趾骨,第五跖骨对应第五趾骨。跗骨共 7 块:3 块楔骨。第一楔骨对应第一跖骨,第二楔骨对应第二跖骨,第三楔骨对应第三跖骨。1 块骰骨,对应第四、五跖骨。1 块舟骨,对应第一、二、三跖骨。1 块跟骨,位于脚后跟处,是足骨中最大的骨块,后端向下突出称跟骨结节。1 块距骨,位于跟骨上方,跖骨后方,高出其他的跗骨。

学习了解简单的足骨知识,利于更好地学习足疗。

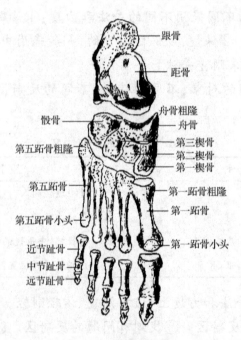

跟骨
距骨
骰骨
舟骨粗隆
舟骨
第五跖骨粗隆
第三楔骨
第二楔骨
第一楔骨
第五跖骨
第一跖骨粗隆
第一跖骨
第五跖骨小头
第一跖骨小头
近节趾骨
中节趾骨
远节趾骨

图 1-1 足骨(背面观)

2. 有关足疗膏的问题 足疗操作中一定要用油脂:①防止皮肤之间因摩擦造成的伤害。②开始时用少许,边操作边用,避免打滑,影响渗透力。③凡是含有油脂的物质都可作为按摩膏,如:尿素霜,百雀灵等。

3. 关于泡脚的问题　①足疗操作中,如果是作为诊断不要洗脚,否则会影响判断。如果是作为保健或调理一定要洗脚。②泡脚的目的:清洁,对自己更是对他人的尊重。通过泡脚产生的热刺激可加强足疗的效果。足疗前或足疗后都可泡脚,不会影响疗效。③泡脚的水质:清水即可。④泡脚的时间:单纯泡脚:冬季25~30分钟,夏季10~15分钟。足疗期间的泡脚:10分钟左右,时间不宜过长。⑤泡脚的温度:稍微热一点,最高到44 ℃~45 ℃左右,不要超过46 ℃。糖尿病人泡脚的水温不能太高。

4. 关于足疗的时间问题　足疗的操作时间要因人而异:①对需要保健的人群,时间掌握在60分钟之内。②对需要调理的人群,时间掌握在45~60分钟,不要超过60分钟。③对病重体弱、大手术、幼儿等特殊人群时间控制在10~20分钟。④需要保健的人群:一星期足疗1~2次即可。⑤需要调理的人群:要按照疗程做足疗。一疗程10次。1日1次。通常疗程做满3个疗程。大疗程做满3个月。另外,再以不同的疾病、不同的疗效,来定具体的疗程。

各反射区足疗的操作方法

一、第一组:足心部位反射区

这一组共有5个反射区组成:

1. 肾上腺反射区;

2. 肾反射区;

3. 输尿管反射区;

4. 膀胱反射区;

5. 腹腔神经丛反射区。

足心部位反射区放在第一组有以下原因:

1. 卫生部把它划为首要部位学,认为它是一个古今中外的医家都给予高度重视的刺激部位。

2. 足疗中把它定为基本反射区　①开始结束都要做这一组;②不

管什么病都要做这一组。

3. 这一组里的肾、输尿管、膀胱相对应人体的排泄系统,对双脚刺激后所产生的代谢物需通过排泄系统排出体外。

(一)肾上腺

1. 解剖位置　肾上腺位于肾脏的上端,左右各一。左侧像半月形,右侧像三角形,像戴在肾脏上的鸡冠。每个肾上腺约重7克。

2. 生理功能　肾上腺属内分泌腺。肾上腺由表面的皮质和髓质构成,分别分泌皮质激素和髓质激素。

皮质激素:分泌糖皮质激素、盐皮质激素、性激素——其功能是维持人体内水盐代谢的平衡,维持人体内糖和蛋白质代谢的平衡等。皮质很重要,如将两侧皮质全部切除,可引起死亡。

髓质激素:分泌肾上腺素——可使血管收缩,血压上升,心跳加快,对机体起应急的作用。分泌去甲肾上腺素——可使全身小动脉明显收缩,血压升高,但对心跳影响不大。

3. 反射区的位置　位于双脚底面第二、第三跖骨上方靠趾骨的交叉点偏第二跖骨处,或脚掌中央"人"字形交叉点偏第二跖骨处(图1-2)。

4. 手法　点压。

要领:①紧贴反射区,不要离开皮肤。②节奏要慢,由轻到重,由重到轻。③要有渗透力。④反射区的面积不大,点压的面也不能大。

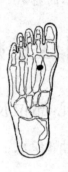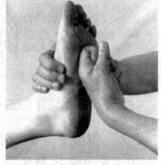

图1-2　肾上腺

5. 作用　对无菌性炎症、过敏、哮喘、风湿、心律不齐、内分泌系统等疾病有调理作用。抗休克,有抢救作用。

6. 反射区的检查　此反射区是深反射区,面积也小,不容易触摸到阳性物,作为诊断没有太大意义。

(二)肾

1. 解剖位置　肾位于脊柱两侧,左右各一。左肾上端平第11胸椎,下端平第 2 腰椎,右肾上端平第 12 胸椎,下端平第 3 腰椎。

2. 生理功能　肾脏是重要的排泄器官,它通过泌尿活动排除机体的代谢产物及进入体内的某些异物,维持体内水与电解质(如钠、钾、氢离子等)的浓度,调节酸碱平衡,并能生产促红细胞生成素和肾素等生物活性物质。因此,肾的生理功能在维持内环境稳定、保障生命活动上有着重要意义。

3. 反射区的位置　位于足底肾上腺反射区下方的凹陷处(图 1-3)。

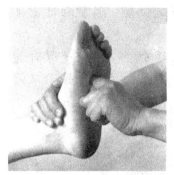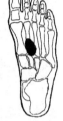

4. 手法　按压。

要领:①紧贴反射区。②方向,足趾→足跟。③节奏稍慢,要有渗透力。④注意操作时用腕部发力。

5. 作用　对各种肾病的调理保健,对泌尿系统疾病、风湿病的调理保健。

图 1-3　肾

6. 反射区的检查

外观:①颜色,肾反射区如出现瘀斑等颜色变化提示可能有肾脏方面的问题。②凸表示有排尿困难现象。凹往往出现在一侧的肾反射区,提示有肾萎缩或肾切除的可能。③手感:气泡提示有尿频尿急,排尿不畅现象。④颗粒提示有肾结石和肾错构瘤的可能。⑤条索状一般提示曾经患过肾炎或长期患有泌尿系统疾病,除脚部有外伤外。

(三) 输尿管

1. 解剖位置　输尿管位于人体下腹腔,左右各一,是细长的肌性管道,上端与肾相连,下端与膀胱相通。

2. 生理功能　输尿管是把尿液从肾脏输送到膀胱的管道。

3. 反射区的位置　位于肾反射区到膀胱反射区之间,呈弧线状的一个区域。

4. 手法　按压。

要领:①紧贴反射区。②方向,足趾→足跟。③操作力度要均匀,不可滑脱。

5. 作用　对泌尿系统疾病有调理保健作用。

6. 反射区的检查

①手感：气泡提示输尿管或泌尿系统有炎症。②颗粒：提示输尿管或泌尿系统可能有结石。③条索状：提示有陈旧性疾病如：曾患过尿路感染等(图1-4)。

(四)膀胱

1. 解剖位置　膀胱位于盆腔内，上接输尿管，下连尿道，为肌性囊状器官。

2. 生理功能　膀胱是暂时储存尿液的器官。

3. 反射区的位置　位于双脚掌内侧舟骨下方的稍突处(图1-5)。

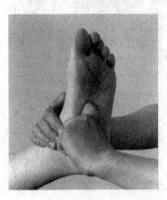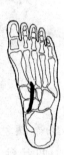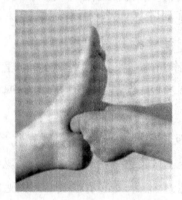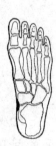

图1-4　输尿管　　　　　　　　　　　图1-5　膀胱

4. 手法　点压。

要领：①紧贴反射区。②操作力度不可太重。③点压在脚底与脚内侧舟骨下方稍突处的连接点。④膀胱处单独点压或点揉。

5. 作用　对泌尿系统疾病的调理保健。

6. 反射区的检查　外观：正常时该反射区稍微突。凹提示膀胱的储尿量不大。凸时，男性可能患有前列腺疾病；女性可能患有妇科病。

(五)腹腔神经丛

1. 解剖位置　腹腔神经丛位于人体腹腔动脉和肠系膜上动脉根部周围，其分支伴随肝、脾、肾等动脉进入各器官内。

2. 生理功能　腹腔神经丛是支配内脏活动的最大神经，它有调节肝、脾、肾、胃肠等器官的功能。

3. 反射区的位置　位于双脚底面的中心,第一、第五跖骨之间呈一圆形区域(图1-6)。

4. 手法　划圆。

要领:①紧贴反射区。②方向,足趾→足跟。③操作力度均匀,不可轻浮。④操作速度要稍慢。⑤反射区操作的范围不能过小也不能过大。

腹腔神经丛两种不同手法,作用也不同,见表1-2。

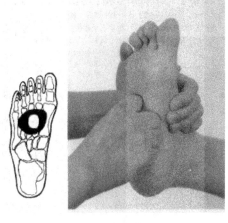

图1-6　腹腔神经丛

表1-2　腹腔神经丛两种足疗操作手法及作用

手法	心率	血压	血糖	胃肠蠕动	治疗常见病
轻手法	加快	上升	上升	减慢	低血压、低血糖、腹泻
重手法	减慢	下降	下降	加快	高血压、糖尿病、便秘

5. 作用　可加强腹腔神经调节脏器的功能。

6. 反射区的检查

(1) 外观:①和周围皮肤相比,如果此反射区颜色深暗或瘀血——左脚:如靠近心反射区,提示可能有肺心病、哮喘等;如靠近胃、胰、十二指肠反射区,提示可能有消化道出血。右脚:如靠近肝胆反射区,提示可能有肝脏方面问题;如靠近胃、胰、十二指肠反射区,提示可能有消化道出血。②该反射区不应长东西,如长东西,提示可能有自主神经失调、神经性呕吐、打呃、腹胀、心律失常等。

(2) 手感:气泡及颗粒提示可能的情况和长东西的情况相同。

足心部反射区

足心部位很重要
开始结束都需要
肾上腺上点一点
肾输膀胱呈一线
腹腔神经划个圈

二、第二组：足趾部位反射区

这一组共由 9 个反射区组成：

大拇趾：①前额反射区；②鼻反射区；③三叉神经反射区；④垂体反射区；⑤大脑反射区；⑥小脑及脑干反射区；⑦颈项反射区。

二、三趾：⑧眼反射区。

四、五趾：⑨耳反射区。

这一组要注意两点：

（1）足趾部位相当于人体的头部。头部是人体的中枢神经和面、五官所在，所以这一组反射区与人体的头部器官相对应。

（2）由于脑神经交叉走向，所以，左侧头部器官的反射区在右脚，右侧头部器官的反射区在左脚。

（一）前额

1. 解剖位置　前额位于头部的前上部分。

2. 生理功能　前额是头部的前上部分，是头部的一部分。

3. 反射区的位置　位于双脚脚底面,各个脚趾的趾端(图1-7)。

4. 手法　刮压。

要领:①紧贴反射区。②没有方向,向上向下,向左向右都可以。③操作力度要均匀,刮压的时候速度要慢,不浮滑。④五个脚趾都要做到,不要遗漏。⑤术者当心不要被对方的趾甲划伤手。

5. 作用　对头痛、头晕、失眠有调理作用。对鼻、眼、耳、口腔等疾病有调理保健作用。

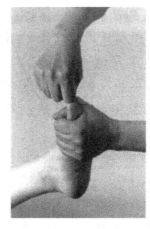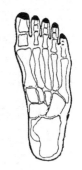

图1-7　前额

6. 反射区的检查

(1) 外观:颜色:五个趾腹不应有出血点,若出现针刺样出血点(无外伤原因)要考虑脑血管脆弱,有出血的可能。第2、3、4、5趾前额如出现瘀血或有出血点,要考虑可能是大脑的问题。

(2) 皮肤:反射区出现老茧或鸡眼提示可能有头晕、头痛、失眠现象。

(3) 手感:气泡提示可能有头晕、头痛、感冒、失眠等现象。第2、3、4、5趾前额反射区如遇有气泡,考虑是属于额的问题。

(4) 颗粒:小而硬,不活动,提示可能经常头痛或失眠。

(5) 块状:反射区边缘出现硬而大的块状,按之无痛感,提示可能会因长期脑血管供血不足而导致头痛头晕,或有脑动脉硬化。

(二) 鼻

1. 解剖位置　位于人体面部的正中,是呼吸系统中与外界直接相通的器官,包括外鼻及鼻腔。

2. 生理功能　呼吸,嗅觉和参与发音。

3. 反射区的位置　位于双脚拇趾内侧面,内侧趾端延伸到拇趾背面趾甲的根部,呈一带状区域(图1-8)。

4. 手法　推压。

要领：①紧贴反射区，慢推慢移。②操作力度要适中（敏感区）。③拐弯的地方不能放松力度。④内侧面和趾背面趾甲的根部，这两个反射区都要做到。

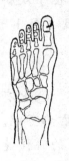
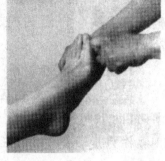

图 1-8　鼻

5. 作用　对呼吸道疾病，如鼻炎、感冒等有调理保健作用。

6. 反射区的检查

（1）外观：反射区如红肿，提示可能有鼻炎或鼻息肉。反射区出现皮肤粗糙、脱屑，提示可能有鼻炎。反射区出现老茧，提示可能有慢性鼻炎。足拇趾上半部变成圆形了，提示鼻部有病已多年或有鼻息肉。

（2）手感：反射区出现气泡，尤其出现在拐弯处，提示可能有感冒，鼻炎，过敏性鼻炎。

（3）颗粒：提示可能有慢性鼻炎、萎缩性鼻炎等。

（三）三叉神经

1. 解剖位置　三叉神经位于头颅两侧，是十二对脑神经的第五对神经。

2. 生理功能　三叉神经虽是混合神经，但以躯体感觉神经、纤维为主，它是眼、上颌、下颌、口腔及颜面皮肤肌肉的感觉神经。

3. 反射区的位置　位于双脚拇趾靠第二趾（食趾）一侧的整个面（图 1-9）。

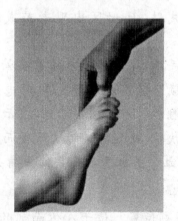
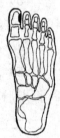

图 1-9　三叉神经

4. 手法　推压。

要领：①紧贴反射区，慢推慢移。②方向，趾端→趾根。③不要来回操作。④操作力度要适度（敏感区）。⑤对甲沟炎患者，在甲沟处不要做，避免疼痛加重。

5. 作用　对偏头痛、三叉神经痛、颜面神经麻痹或痉挛、腮腺炎等有调理保健作用。

6. 反射区的检查

（1）外观：足趾相互挤压，二趾把拇趾压变形，导致三叉神经反射区被压平，提示可能经常患有头痛、偏头痛等现象。

（2）手感：气泡、颗粒提示可能有牙痛、头痛、偏头痛、感冒、面神经麻痹等现象。

（四）垂体

1. 解剖位置　垂体位于大脑下方，颅底蝶鞍的垂体窝中，很小，像豌豆大小。

2. 生理功能　垂体分为腺垂体和神经垂体两部分。

腺垂体是人体内最重要的内分泌腺：①对人类的繁殖、生长、发育起重要的作用。②对整个内分泌系统起统帅的作用。

神经垂体不具有分泌功能，只能储存来自下丘脑的激素。其功能是使血压上升，尿量减少和子宫收缩。

3. 反射区的位置　位于双脚拇趾指腹正中央（图 1-10）。

4. 手法　点按。

要领：①紧贴反射区。②没有方向。③按压时要一压一松，不要离开皮肤。④操作时用腕部发力。⑤反射区面积小，操作的着力点在指关节的一个点上。

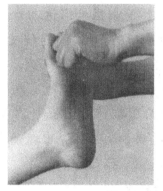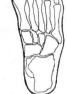

图 1-10　垂体

5. 作用　调节内分泌失调如小儿生长发育不良、小儿尿床、尿崩症、糖尿病、甲亢、甲减等。更年期的调理与保健。

6. 反射区的检查　此反射区较深，主要是颗粒。小孩因在发育阶段，生长机能都在变化，属正常现象。女性 40 岁以后，提示内分泌失调；男性 50 岁以后，提示可能有前列腺方面的问题。颗粒大且硬，结合身体其他症状，要排除垂体瘤的可能。

（五）大脑

1. 解剖位置　大脑位于颅腔内。

2. 生理功能　①大脑藉眼、耳、鼻、舌、身了解周围环境。②大脑是人体各种器官功能的最高调节器,使人内部统一,适应环境。③大脑有学习、记忆、综合、分析、思维和语言等功能。

3. 反射区的位置　位于双脚拇趾趾腹的全部(图1-11)。

4. 手法　刮压。

要领:①紧贴反射区;②没有方向;③整个拇趾腹都要操作到。

5. 作用　对大脑功能失调如脑瘫和大脑萎缩等有调理作用,对头痛、头晕、失眠、神经衰弱等有调理作用。

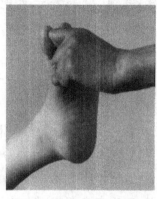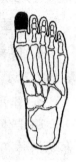

图1-11　大脑

6. 反射区的检查

（1）外观:反射区外形饱满为正常。反射区出现较多皱纹,无弹性,提示可能为早期脑萎缩、脑萎缩及老年期痴呆。拇趾过分饱满,颜色红胀,提示可能长期患有高血压病。

（2）手感:气泡提示可能有感冒、失眠、头晕头痛等症状。颗粒提示可能有中风后遗症,头痛,长期脑血管病等。条索状提示头部曾做过手术、中风后遗症等反射区会出现条索状阳性物。硬块状物要排除肿瘤的可能。

（六）小脑及脑干

1. 解剖位置　小脑位于颅后窝大脑的下方。脑干位于脊髓和间脑之间,由中脑、脑桥、延髓组成。

2. 生理功能　小脑是重要的运动调节中枢,有维持身体平衡,调节肌肉张力和协调肌肉运动的功能。脑干具有反射功能和传导功能。在脑干中有许多重要的神经中枢如心血管中枢、呼吸中枢、呕吐中枢等。

3. 反射区的位置　位于双脚底面,拇趾趾腹根部(靠近第二趾侧)

（图 1-12）。

4. **手法**　点压。

要领：①紧贴反射区。②操作力度由轻到重，由重到轻。③此反射区既不能做到三叉神经反射区也不能做在大脑反射区上。

5. **作用**　对平衡器官方面疾病如共济失调，小脑萎缩等有调理作用，对脑震荡、高血压、低血压、失眠、头痛、肌肉紧张等有调理和保健作用。

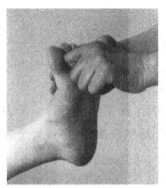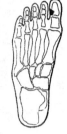

图 1-12　小脑脑干

6. **反射区的检查**

（1）外观：凹陷，反射区出现凹陷状提示老年人有早期小脑萎缩或已有小脑萎缩现象，或有帕金森病。反射区出现褶纹，提示小脑萎缩或帕金森病。颜色发紫、反射区颜色发青或黄灰色，提示小脑萎缩或帕金森病。

（2）手感：①气泡提示可能有小脑萎缩、头晕、乙醇中毒等情况。②颗粒提示可能有运动神经元受损、共济失调、脑震荡后遗症。

（七）颈项

1. **解剖位置**　颈项位于头部与胸部之间。前为颈，后为项。

2. **生理功能**　颈项是连接头部与躯干的纽带，能协调头部作各个方位的运动。

3. **反射区的位置**　位于双脚拇趾根部的横纹处，正背两面（图 1-13）。

4. **手法**　按压。

要领：①紧贴反射区。②没有方向。③按压的力度要适度，不宜过重。④双脚拇趾根部背面横纹处

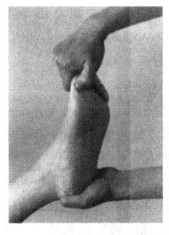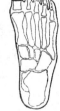

图 1-13　颈项

不要遗忘。

5. 作用　对颈部软组织损伤、落枕、颈椎病、高血压等有调理和保健的作用。

6. 反射区的检查

（1）外观：脚掌颈部（脚掌面反射区），若有明显突出提示可能有颈椎骨质增生或甲状腺肿大。脚背项部（脚背反射区），若有明显的突出提示：①颈淋巴腺结核；②甲状腺肿大；③腮腺炎；④颈椎病。

（2）手感：气泡：①提示可能有落枕、脖子受凉、椎管狭窄引起的颈部不适等症状。②反射区没有气泡颗粒，但与脚掌的其他地方相比，这个地方肉厚皮硬，触摸不到骨关节，提示有严重的颈椎骨质增生。

（八）眼

1. 解剖位置　眼位于人体头部。

2. 生理功能　视物。

3. 反射区的位置　位于二，三趾，六面五点（图1-14）。

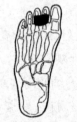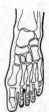

4. 手法　推压。

要领：①紧贴反射区。②方向，足趾端→足趾跟部。③用指端操作（指腹操作推不动）。④操作力度不宜太重（敏感区）。⑤作为保健，脚底四点可以一起做，足背一点不要遗忘。⑥作为调理，五个点分别要做，做准。

5. 作用　眼部的保健和调理。

6. 反射区的检查

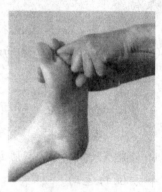

图1-14　眼

（1）外观：反射区不应生长东西（足癣所致的脱屑或水泡除外），如有鸡眼、疣子等提示眼部可能有器质性病变。反射区不应有瘀血或出血点（外伤除外），如出现瘀血或出血点并伴有头痛头晕现象，提示可能有眼底出血或颅内出血现象。

（2）手感：①气泡：在6个面上均匀涂上油膏推压，如发现有气泡，则提示可能有视力疲劳现象。②颗粒提示可能有器质性问题，如：白内障、青光眼、视网膜及眼底病变。

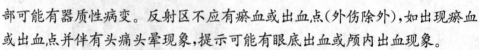

（九）耳

1. 解剖位置　耳位于人体头部的两侧。

2. 生理功能　听声音(听觉)和身体处于什么位置的感觉(位觉)。

3. 反射区的位置　位于四,五趾。六面五点(图1-15)。

4. 手法　推压。

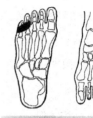

要领:①紧贴反射区。②方向,足趾端→足趾跟部。③用指端操作(指腹操作推不动)。④操作力度不宜太重(敏感区)。⑤作为保健,脚底四点可以一起做,足背的一点不要遗忘。⑥作为调理,五个点分别要做,做准。

5. 作用　耳部的保健和调理。

6. 反射区的检查

（1）外观:小趾如被第4趾压着并弯曲不直,提示听力会逐渐减退。6个面上如出现茧、鸡眼、疣子等提示:可能有器质性病变,影响听力。小趾趾跖关节外侧出现茧,提示可能与肩周炎有关。

（2）手感:①气泡提示可能有耳鸣,外耳道湿疹等症状。②颗粒提示可能有中耳炎、耳道疖肿、耳外伤、中毒性耳聋等。

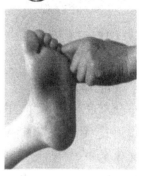

图1-15　耳

足趾部反射区

脚趾相应人头部

前额十趾趾尖尖

垂体拇趾在中央

三叉拇趾贴外侧

鼻在拇趾甲内侧

小脑脑干拇趾底

大脑占了拇趾面

颈项拇趾横纹处

二三是眼四五耳

左右交叉记心间

三、第三组：左脚前掌部位的反射区

这一组共由5个反射区组成：甲状腺、甲状旁腺、斜方肌、肺及支气管、心。

这一组有两点注意

(1) 脚掌部位相当于人体的腹腔，所以脚掌部位的反射区与人体的腹部器官相对应。

(2) 这一组大致与人体左侧胸腔内的器官相对应。

（一）甲状腺

1. 解剖位置　甲状腺位于颈前中部，喉与气管的两侧。左右两叶，中间由峡部相对连。

2. 生理功能　甲状腺储存碘并分泌甲状腺素。甲状腺素的主要作用是促进机体的新陈代谢，维持机体的正常生长发育，尤其对骨骼和神经系统的发育十分重要。

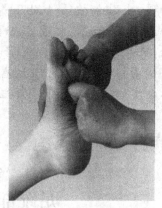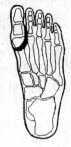

图1-16　甲状腺

3. 反射区的位置　位于双脚脚掌面，第一，第二趾间缝向后延伸再转向内侧，呈弧形带状包围第一跖骨小头（图1-16）。

4. 手法　推压。

要领：①紧贴反射区。②没有方向。③操作时用手腕发力。④拐弯的地方不要太小，顺着骨缝往上推。

5. 作用　对甲状腺本身疾患的调理和保健；更年期的保健和调理；调节内分泌失调，预防骨质疏松等。

6. 反射区的检查

(1) 外观：①反射区有胕胝（像茧），并呈长条状有80%的诊断意义：表示与心脏有关，如心动过速或心动过缓；提示可能内分泌失调，如甲亢、甲减、甲状腺肿大等。②反射区明显鼓起，手摸不清沿第一跖骨小头周围形成的凹沟，感觉整个甲状腺反射区肉厚而硬，要怀疑是否有甲状腺肿瘤。

（2）手感：①气泡提示可能与心脏有关，如心律失常、烦躁、多汗、记忆力减退等。②颗粒提示可能有器质性病变，如甲状腺结节、甲状腺肿瘤、甲亢、甲减。③条索状表示甲状腺上可能曾经做过手术。

（二）甲状旁腺

1. 解剖位置　甲状旁腺位于甲状腺的后方，有上下两对，埋在甲状腺组织中，像绿豆大小，略带棕色的小腺体。

2. 生理功能　甲状旁腺是分泌激素的内分泌腺。所分泌的激素叫甲状旁腺素。甲状旁腺素有调节人体内钙、磷代谢的作用。若将甲状旁腺全部切除，人体内的血钙浓度降低而出现手足搐搦，可致人死亡。

3. 反射区的位置　位于双脚脚掌内侧缘，大拇趾根部后方，第一趾骨与第一跖骨连接的凹陷处（图1-17）。

4. 手法　定点点压。

要领：①紧贴反射区，一点一松，不能脱离皮肤。②骨缝小时用指侧缘操作，骨缝大时用指端操作。一定要在骨缝中操作。

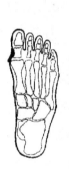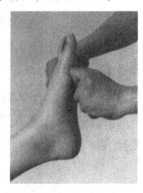

图1-17　甲状旁腺

5. 作用　预防缺钙，如筋骨酸痛、小腿抽筋、手足麻痹或痉挛；缓解平滑肌痉挛（止痛）。

6. 反射区的检查

（1）外观：凸，提示可能患有痛风、类风湿关节炎等疾病，还表示体内的钙磷代谢失调。

（2）手感：反射区骨缝里或骨缝的周围有气泡样的阳性物，提示可能缺钙。

（三）斜方肌

1. 解剖位置　斜方肌位于颈部和背部，左右两肌合成一斜方形，故名斜方肌。

2. 生理功能　斜方肌参与颈部、两肩及背部活动。

3. 反射区的位置　位于双脚前掌，第二，三，四，五趾的后方，成一横带状区域(图 1-18)。

4. 手法　刮压。

要领：①紧贴反射区。②没有方向。③用力要均匀，不可浮滑。

5. 作用　对颈、肩、背部有保健调理作用。

6. 反射区的检查　手感有气泡提示可能有颈椎病和肩背不舒服等症状。

（四）肺及支气管

1. 解剖位置　肺位于纵隔两侧的胸腔内，左肺为二叶，右肺为三叶，中间是心脏。支气管是气管与肺门之间的管道，有一叶肺就有一支气管。

2. 生理功能　肺是进行气体交换的主要场所。支气管是气体交换通过的管道。

3. 反射区的位置　肺：位于双脚前掌，斜方肌的后方成一横带状区域(图 1-19)。支气管：位于肺的反射区向第三趾(中趾)延伸呈一竖状区域(图 1-19)。

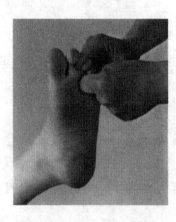

图 1-18　斜方肌

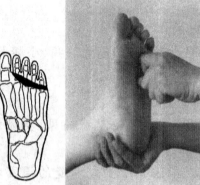
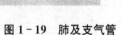

图 1-19　肺及支气管

4. 手法　刮压。

要领：①紧贴反射区。②方向：肺，没有方向。支气管，趾根→趾端。③先刮压肺反射区再推支气管反射区。

5. 作用　对肺、支气管的疾患如肺炎、肺气肿、呼吸道感染、咳嗽等有调理保健作用。

6. 反射区的检查

(1) 外观:反射区皮肤上如出现瘀血,提示可能有肺气肿。

(2) 手感:①左脚有气泡,提示可能有心血管问题,如肺心病、心律失常等;右脚有气泡,提示可能是呼吸系统的问题,如肺炎、咳嗽等;左右脚都有气泡,提示可能有呼吸道疾病,如肺炎、感冒、咳嗽等。②颗粒提示可能呼吸道有炎症或结核钙化等。

(五) 心

1. 解剖位置　心位于胸腔的纵隔内,左右肺之间。心是中空的肌性器官。

2. 生理功能　心是心血管系统的中枢,它不断地有节奏,有节律的搏动,以推动血液循环的正常运行。

3. 反射区的位置　位于左脚掌底,第四、五趾缝垂直延长线与第五跖骨小头水平线的交叉处(图1-20)。

4. 手法　点压。

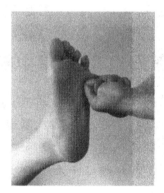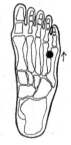

图1-20　心

要领:①紧贴反射区。②力度:轻,中,重。用这三种力度手法去查看被术者心反射区的承受力,从而确定全足的操作力度。③心反射区只有左脚有。

5. 作用　心脏的保健和调理。对循环系统的疾病如高血压,低血压等有调理保健作用。

6. 反射区的检查

(1) 外观:此反射区不应出现任何异物,如有茧、鸡眼等,有100%的诊断意义。与周围皮肤相比,反射区如出现颜色变化,如紫色、白色等提示可能有心脏方面的问题。

(2) 手感:①气泡、颗粒提示可能有心律不齐、心动过速、心动过缓、早搏等症状。②条索状提示可能有陈旧性心肌炎等疾病,有时也表示曾经做过心区手术或左侧肋骨曾骨折过。③块状物多见于心包积液和心肌肥厚。

足前掌部反射区

左脚前掌对胸腔

按按揉揉呼吸畅

甲状旁腺趾跖间

甲状腺区绕半圈

斜方与肺呈一片

支气管区肺上竖

别忘肺下是心区

四、第四组:左脚掌中部的反射区

这一组共由9个反射区组成:①胃;②胰;③十二指肠;④小肠;⑤横结肠;⑥降结肠;⑦乙状结肠及直肠;⑧肛门;⑨脾。

这一组有两个要点:

(1) 脚掌中部相当于人体的腹腔,所以脚掌中部的反射区与人体的腹部器官相对应。

(2) 这一组的反射区大多与人体左腹部的器官相对应。

(一)胃

1. 解剖位置 胃位于腹腔上部,上以贲门接食管,下以幽门连十二指肠。

2. 生理功能 胃是很重要的消化器官。①分泌胃酸及胃蛋白酶,杀死致病菌,分解蛋白质。②蠕动,把食物初步消化后形成食糜,分批送入十二指肠。

3. 反射区的位置　位于双脚底面第一跖骨小头的后方，前后宽度约为一横指的区域（图1-21）。

4. 手法　刮压。

要领：①紧贴反射区。②没有方向，可以横着推按，也可以竖着往下刮压。

5. 作用　对胃及消化系统的疾病有调理和保健作用。

6. 反射区的检查

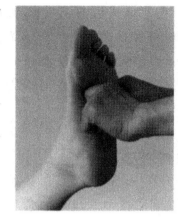
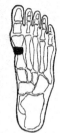

图1-21　胃

（1）外观：反射区颜色如发白、无血色、发青、纹理乱而短、皮肤干枯提示可能有胃病。

（2）手感：①气泡提示可能有消化不良、恶心、打呃、胃痛等症状。②颗粒提示可能有胃部疾病，如各种类型的胃病等；较大颗粒要怀疑肿瘤。③条索状提示曾患过胃病。④块状物提示可能有胃胀、胃炎、消化不良等症状，另外还表示胃病病程较长。肿瘤的块状物手感硬且压痛明显。⑤凹提示可能有胃下垂、萎缩性胃炎等疾病。

（二）胰

1. 解剖位置　胰位于胃的后方，外形狭长，横位于腹后壁，相当于第一腰椎水平。胰脏分三部分：胰头位于右边，被十二指肠包围；胰体位于左边，占胰的大部；胰尾位于左边，靠近脾。

2. 生理功能

（1）外分泌：分泌的胰液进入胰管排入十二指肠，参与脂肪、蛋白质等的消化。

（2）内分泌：分泌的胰岛素等直接进入血循环系统参与糖、脂肪、蛋白质代谢。

3. 反射区的位置　位于胃反射区下一横指（图1-22）。

4. 手法　刮压。

要领：①紧贴反射区。②没有方向。③左脚的反射区大，右脚的反射区小。④操作力度均匀，不可浮漂。

5. 作用　对胰脏疾患如胰腺炎等有调理与保健作用,对内分泌系统疾病如糖尿病等有调理与保健作用,对消化系统疾病如消化不良等有调理与保健作用。

6. 反射区的检查

(1) 外观不明显。

(2) 手感:正常情况下在反射区不易触及到阳性物。摸到一条状物,提示可能有糖尿病、胰腺炎、低

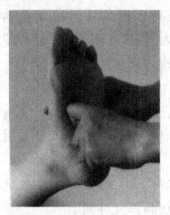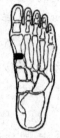

图 1-22　胰

血糖、脂肪代谢紊乱。还有一种情况就是胰没问题,而是胃下垂到了胰反射区。

(三) 十二指肠

1. 解剖位置　十二指肠位于右上腹,是小肠的起始部分,上接胃的幽门,下连空肠,呈 C 字形包围胰头。其长度为十二个指头叠起的长度,故称十二指肠。

2. 生理功能　十二指肠接受从胃输入的食糜,进一步被胆汁和胰液消化。

3. 反射区的位置　位于胰反射区下一横指(图 1-23)。

4. 手法　刮压。

要领:①紧贴反射区。②没有方向。③一横指的区域,不要浮滑。④胃、胰、十二指肠三反射区可一起操作。

5. 作用　对消化系统疾病如腹胀、腹痛、消化不良、食欲不振、十二指肠溃疡的调理与保健。

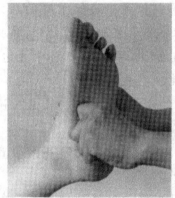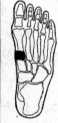

图 1-23　十二指肠

6. 反射区的检查　主要是手感,有气泡、颗粒,提示可能有十二指肠的问题。

（四）小肠

1. 解剖位置　小肠位于腹腔,上连胃的幽门,下接大肠。小肠是消化管中最长而弯曲的一段,全长为5～7米。小肠包括十二指肠、空肠、回肠。

2. 生理功能　①吸收营养的功能。②蠕动的作用,搅拌食物,帮助消化吸收,并推残渣下移。③有丰富的淋巴组织,可消灭有害细菌。

3. 反射区的位置　位于双脚脚掌中部区域,被升结肠、横结肠、降结肠、乙状结肠所包围(图1－24)。

4. 手法　刮压。

要领:①紧贴反射区。②方向,脚趾→脚跟。③刮压宽度,男性3～4手指,女性2～4手指。④操作要有一定的力度。

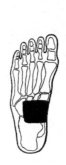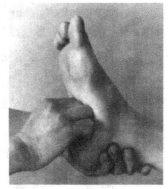

图1－24　小肠

5. 作用　对消化系统疾病如肠炎、消化不良等有调理与保健的作用。

6. 反射区的检查　外观不明显。气泡提示有消化不良、腹泻、大便稀等症状;块状物表示肠道免疫功能低下;不规则块状物而且明显是硬块,提示可能有结肠炎或肠道肿瘤。

（五）横结肠

1. 解剖位置　横结肠位于腹部,全部被腹膜所包裹。横结肠是大肠的一个组成部分。起始在右上腹,和右侧上行的升结肠相连,在脾脏附近转而向下连接降结肠。

2. 生理功能　吸收水分,运送废物(食物残渣)。

3. 反射区的位置　位于双脚底面中间,横越脚掌成一带状区域(图1－25)。

4. 手法　推按。

要领:①紧贴反射区。②方向:右脚,小趾→大拇趾。左脚,大拇趾→小趾。

5. 作用　对消化系统疾病如腹胀、腹痛、腹泻、肠炎、便秘等有调理与保健作用。

6. 反射区的检查　外观上一般无太明显的提示。手感上一般无明显阳性物。

（六）降结肠

1. 解剖位置　降结肠起于左上腹与横结肠相连,沿上腹左侧下降和乙状结肠相接。降结肠也是大肠的一部分。

2. 生理功能　吸收水分,运送废物(食物残渣)。

3. 反射区的位置　位于左脚底面外侧,四、五趾缝中间垂直延长线与脚外侧线平行成竖条状,止于脚跟(图1-26)。

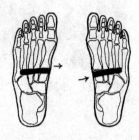

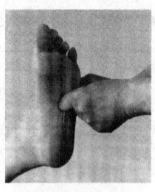

图1-25　横结肠

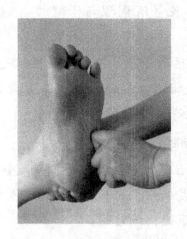

图1-26　降结肠

4. 手法　刮压。

要领:①紧贴反射区。②方向,脚趾→脚跟。③刮压时用力要均匀,移动要慢。④食指关节为着力点,腕部发力。⑤只有左脚有。

5. 作用　对消化系统疾病如腹胀、腹痛、腹胀、肠炎、便秘等有调理与保健作用。

6. 反射区的检查 外观无太多提示。手感：①颗粒阳性物在两反射区处较为明显，接横结肠拐弯处，接乙状结肠拐弯处。提示可能有肠炎、便秘、过敏性肠炎等现象。②如果块状物是暂时的，随着病情好转块状物会消失，提示可能是功能性的疾病如肠炎、结肠炎、便秘。如果块状物比较硬，痛，久不消退，提示可能是器质性的疾病，如肠息肉、肿瘤。

（七）乙状结肠及直肠

1. 解剖位置 乙状结肠位于左下腹，呈乙字弯曲，故名乙状结肠。直肠位于盆腔内，上接乙状结肠，下接肛门。乙状结肠及直肠也是大肠的一部分。

2. 生理功理 运送粪便到肛门。

3. 反射区的位置 位于左脚脚底面、脚跟前缘成一横带状区域（图1-27）。

4. 手法 刮压。

要领：①紧贴反射区。②方向，小趾→大拇趾。③操作力度要稍重，移动要慢，不间断，不滑脱。④只有左脚有。

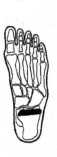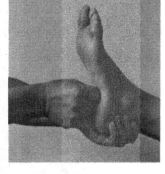

图1-27 乙状结肠

5. 作用 对乙状结肠及直肠有调理与保健作用。

6. 反射区的检查 反射区上肿胀且手感有硬块要当心息肉和肿瘤。

（八）肛门

1. 解剖位置 肛门位于肛管的下口。

2. 生理功能 主要作用是控制和适时排出粪便。

3. 反射区的位置 位于左脚脚底、脚跟的前缘（图1-28）。

4. 手法 点压。

要领：①紧贴反射区。②操作力度由轻到重，垂直按压。③足反射疗法中把肛门反射区划分在左脚，但按肛门实际位置应该是在人体正中，那么如果肛门处患疾，左右两脚相同的位置都要刺激。④肛门反射区和膀胱反射区靠近，要注意区分。

5. 作用　对便秘、痔疮等有调理与保健作用。

6. 反射区的检查　气泡且压痛，提示可能有痔疮。颗粒提示直肠和肛门处有息肉。

（九）脾

1. 解剖位置　脾位于人体左上腹，是个免疫器官。它质软而脆，受重力打击易破裂，会造成大出血而致人死亡。

2. 生理功能　①脾有贮血功能，贮血约200毫升，贮血小板量为人体血小板总量的30%。②脾脏有滤血功能，可吞噬、清除流经脾脏血液中的细菌及异物。③可产生淋巴细胞，参与人体的免疫反应。

3. 反射区的位置　位于心反射区下一横指（图1-29）。

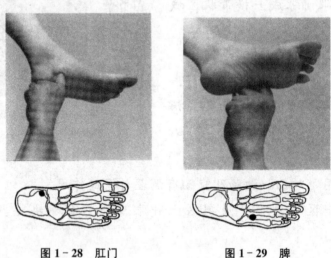

图1-28　肛门　　　　　　图1-29　脾

4. 手法　点压。

要领：①紧贴反射区。②操作力度不宜过重。③脾脏反射区只有左脚有。

5. 作用　提高免疫力。对脾脏功能低下或亢进、贫血、皮肤病、食欲不振、消化不良、发烧、炎症等有调理与保健作用。

6. 反射区的检查　无外观变化。手感：①气泡提示可能有严重消化不良、贫血、体弱多病、免疫功能低下，或曾患过血吸虫病、结核病、疟疾等。②反射区有空洞感提示可能是脾脏萎缩或摘除。

足中部反射区

左脚中部是腹腔

消化系统来对应

胃胰与十二指肠

三区正好成一线

小肠陷在足弓央

横结肠接降结肠

乙状结肠连直肠

左角肛门右角脾

五、第五组：足部内侧的反射区

这一组共由 10 个反射区组成：①颈椎反射区；②胸椎反射区；③腰椎反射区；④骶尾骨反射区；⑤臀部及坐骨神经（内）反射区；⑥髋关节（内）反射区；⑦直肠及肛门反射区；⑧子宫及前列腺反射区；⑨尿道及阴道反射区；⑩腹股沟反射区。

这一组由两部分组成，脊椎与盆腔的一部分。

（1）与人体的脊柱器官相对应，如颈椎、胸椎、腰椎、骶尾骨。

（2）与人体盆腔的一部分器官相对应，如直肠及肛门、子宫及前列腺、尿道及阴道等。

（一）颈椎

1. 解剖位置　颈椎位于人体脊柱最上段，由 7 节颈椎体构成，上接头骨，下连胸椎骨。

2. 生理功能　颈椎能支持头部做各种运动。

3. 反射区的位置　位于双脚拇趾根部横纹内侧尽头处，第一趾骨

第二节内侧一面(图1-30)。

4. 手法　推压或双指夹法。

要领:①紧贴反射区。②没有方向。③推压,用拇指指端推压。④双指夹法,用食指、中指夹压。着力点在食指上,中指不用力,仅作固定作用。

5. 作用　对颈部酸痛、僵硬、落枕及各种类型颈椎病有调理与保健作用。

6. 反射区的检查　气泡提示可能有颈椎炎。颗粒提示可能有颈椎骨质增生。

(二) 胸椎

1. 解剖位置　胸椎位于脊柱的上段,上接颈椎,下连腰椎,是由12节胸椎骨组成。

2. 生理功能　①胸椎是脊柱的一段,保持全身的平衡。②胸椎与胸骨、肋骨共同构成胸廓,保护心、肺等重要器官。

3. 反射区的位置　位于双脚内侧缘从第一跖骨小头到第一跖骨粗隆处,整个第一跖骨内侧面(图1-31)。

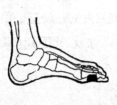

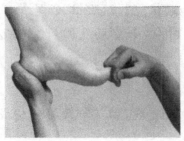

图1-30　颈椎

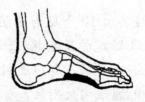

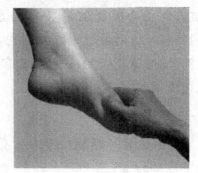

图1-31　胸椎

4. 手法　推按。

要领：①紧贴反射区。②方向，足趾→足跟。③反射区在骨缘上，而不是在骨头上。④深按慢推，移动要慢。

5. 作用　对肩背酸痛，胸椎疾病，如骨质增生、椎间盘突出等有调理与保健作用。

6. 反射区的检查　手感：①有气泡提示可能有背部痛、骨刺等；②颗粒提示可能有咳嗽症状或肺部疾病。

（三）腰椎

1. 解剖位置　腰椎位于脊柱的中部，上接胸椎，下连骶骨，由5节腰椎骨构成。

2. 生理功能　腰椎是脊椎的一段，腰椎和颈椎一样，活动度大，易受伤退化。腰椎是人体的支柱，担负着人体复杂的运动。腰椎在活动时保持身体的平衡。

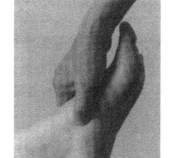

3. 反射区的位置　位于双脚内侧缘楔骨至舟骨的下方，前接胸椎反射区，后连骶尾骨反射区（图1-32）。

4. 手法　推按。

要领：①紧贴反射区。②方向，足趾→足跟。③反射区在骨缘上，不是在骨头上。④深按慢推，移动要慢。

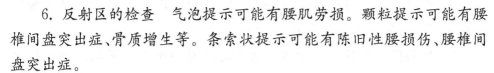

5. 作用　对腰部疾患如急性腰扭伤、腰背酸痛、骨质增生、椎间盘突出等有调理与保健作用。

图1-32　腰椎

6. 反射区的检查　气泡提示可能有腰肌劳损。颗粒提示可能有腰椎间盘突出症、骨质增生等。条索状提示可能有陈旧性腰损伤、腰椎间盘突出症。

(四) 骶尾骨

1. **解剖位置**　骶骨位于脊柱的末端,上接腰椎,下连尾骨,由5块骶椎骨融合成一块骶骨。尾骨是脊柱的尾部,由4～5块退化的尾椎骨结合而成。形体很小。其上端与骶骨相连,下端游离。

2. **生理功能**　骶尾骨是脊椎骨中最坚强的骨块,和颈椎、胸椎、腰椎组合成了脊柱。脊柱的作用是支持身体,保护脊髓,增加弹性,吸收震荡。

3. **反射区的位置**　位于腰椎反射区的下方,双脚内侧缘距骨下方到跟骨(图1-33)。

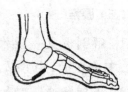

4. **手法**　推按。

要领:①紧贴反射区。②方向,足趾→足跟。③操作力度要均匀,速度要慢。④绕着膀胱反射区推按,不要做到膀胱反射区上。

5. **作用**　刺激骶尾骨反射区,对骶尾骨增生、受伤及坐骨神经痛等的调理与保健有效。

6. **反射区的检查**　外观变化不大。手感气泡提示可能有腰痛等症状;颗粒提示可能骶尾处有过外伤。

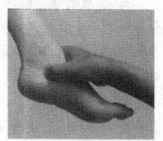

图1-33　骶尾骨

(五) 臀部及坐骨神经(内侧)

1. **解剖位置**　臀部是人体肌肉群最丰富的部分,有臀大肌、梨状肌、股方肌等。坐骨神经由腰神经4～5、骶神经1～3组成,是全身最粗大的神经。从盆腔沿大腿后面下降至腘窝上方分腓总神经和胫神经。

2. **生理功能**　臀部使髋关节运动,保持人体站立稳定。坐骨神经支配大腿、小腿与足跟的运动和感觉。

3. **反射区的位置**　位于双脚脚跟后缘至内侧缘一带状区域(图1-34)。

4. **手法**　刮压。

要领：①紧贴反射区。②方向，小腿→足跟。起点不要太高。③操作力度要重。

5. 作用 对坐骨神经痛、尾骨受伤后遗症、臀部肌痛等有调理与保健作用。

6. 反射区的检查

（1）外观：常看见后跟有一圈脱屑，粗糙，这不是坐骨神经问题，是生殖系统问题，后面有讲解。

（2）手感：气泡提示可能有坐骨神经痛及尾骨挫伤等。软块提示可能坐骨神经有炎症并正在发作。

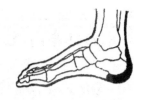

（六）前列腺或子宫

1. 解剖位置 前列腺只有男性有，位于男性膀胱下方，围绕膀胱颈和尿道起始部分。子宫只有女性有，位于女性盆腔中央，前邻膀胱，后依直肠，是一肌性器官。

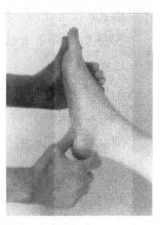

图1-34 臀部及坐骨神经

2. 生理功能 前列腺分泌乳白色的弱碱性液体，为精液的主要成分。子宫是受精卵发育成为胎儿的地方。

3. 反射区的位置 位于双脚后跟内侧、内踝后下方的三角形区域，其上窄下宽（图1-35）。

4. 手法 按压，刮压。

要领：①紧贴反射区。②没有方向，根据反射区上窄下宽的特点，整个区域都要做到。③男性表示前列腺反射区，女性表示子宫反射区。

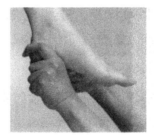
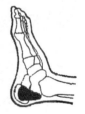

图1-35 前列腺或子宫

5. 作用 对男性前列腺问题、女性子宫问题有调理与保健作用。

6. 反射区的检查

（1）外观：此反射区应稍有凹陷，尤其是更年期以后，如不凹反凸，有以下提示：女，子宫肌瘤、占位性病变等。男，前列腺增生、肿瘤等。

（2）手感：①气泡女性提示可能痛经、尿路感染、月经不调、经前反应等，男性提示尿频尿急、前列腺炎等。

②颗粒女性提示可能宫颈炎、子宫糜烂、肌瘤、节育环等，男性提示前列腺炎、肥大、肿瘤等。

③条索状提示女性子宫处曾做过手术。男性提示前列腺炎、下腹部曾做过手术。

④块状提示女性患痛经、占位性病变如肿瘤等。男性患前列腺增生、占位性病变如肿瘤等。

（七）髋关节（内侧）

1. 解剖位置　髋关节由髋臼和股骨头构成。

2. 生理功能　髋关节可做屈、伸、收、内旋及外转运动。虽然运动幅度不如肩关节大，但它具有较大的稳定性，以适应承重和行走的功能。

3. 反射区的位置　位于双脚内侧的内踝下缘（图1-36）。

4. 手法　推按要领：①紧贴反射区。②没有方向。沿着踝关节做推按，不要做来回。③操作力度要均匀。

5. 作用　对髋关节痛、坐骨神经痛、腰背痛等有调理与保健作用。

6. 反射区的检查　手感气泡，提示可能有髋关节损伤、髋关节炎症、股骨头坏死、股骨颈骨折等病。

（八）直肠及肛门

1. 解剖位置　直肠位于盆腔内，是大肠的末段。上接乙状结肠，下连肛门。肛门是排便的出口。

2. 生理功能　暂时储存并排出粪便。

3. 反射区的位置　位于双脚内侧，内踝后上方向上延伸四横指的一带状区域（图1-37）。

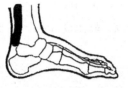

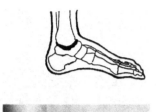

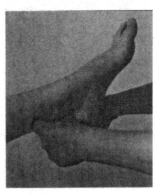

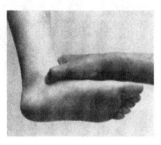

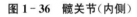

图1-36　髋关节（内侧）　　　图1-37　直肠及肛门

4. 手法　推按。

要领：①紧贴反射区。②方向，足跟→小腿。③操作力度要均匀。
④反射区有四横指的长度。

5. 作用　对便秘、痔疮、直肠炎等有调理与保健作用。

6. 反射区的检查　手感：①颗粒提示可能有痔疮、结肠炎、慢性痢
疾等疾病。②块状提示可能有便秘、息肉和肿瘤等。

（九）尿道及阴道

1. 解剖位置　尿道是膀胱通往体外的管道。阴道，只有女性有。
阴道与子宫相连。

2. 生理功能　①尿道：男性尿道细长，约为18厘米。男性尿道既
有排尿功能又有排精功能。女性尿道短而粗，约5厘米。女性尿道只有
排尿功能。②阴道：只有女性有，是女性性交器官、排出月经、分娩胎
儿的通道。

3. 反射区的位置　位于双脚脚跟内侧，从膀胱反射区斜向上方的一带状区域（图1-38）。

4. 手法　推压。

要领：①紧贴反射区。②方向，膀胱→内踝关节下缘。③操作力度要均匀。④在实际操作中，做完膀胱反射区可直接做尿道及阴道。

5. 作用　对尿道问题如尿频尿急、尿路感染等，对阴道问题如阴道炎、妇科病有调理与保健作用。

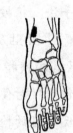

图1-38　尿道及阴道

6. 反射区的检查　①外观变化不大，此反射区和子宫前列腺的一条边重叠，要分清。②手感气泡，提示可能有尿频尿急、尿道感染的症状。

（十）腹股沟

1. 解剖位置　腹股沟是指下腹部两侧的三角区域。男性的精索，女性的子宫圆韧带通过腹股沟管。若腹股沟管闭合不良，可形成腹股斜疝。

2. 生理功能　腹股沟区域有很多淋巴结，下肢及盆腔淋巴液都需要经过此处过滤，清除病菌，所以这里容易肿胀、发炎。

3. 反射区的位置　位于双小腿内侧、内踝尖上方两横指略前方的凹陷处（图1-39）。

4. 手法　定点揉按

要领：①紧贴反射区。②揉按的力度不要太重（敏感区）。③如反射区上出现静脉要避开。

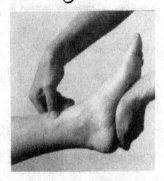

图1-39　腹股沟

5. 作用　增加免疫力。起消炎杀菌作用，如下肢感染、丹毒、疖肿、前列腺炎、盆腔炎等，对生殖系统疾病如前列腺增生、子宫疾病等有调理和保健作用。

6. 反射区的检查　这个反射区在胫骨上，非常敏感，疼痛不能作为诊断依据。只有触及到气泡才有意义，提示可能有下肢感染、丹毒、疖肿、妇科、男科等疾病。

> ## 足部内侧的反射区
>
> 足内上部对脊椎
>
> 足内下部对盆腔
>
> 脚弓弯弯一条线
>
> 颈胸腰椎骶尾骨
>
> 臀部坐骨脚跟处
>
> 内踝下方一大片
>
> 男前列腺女子宫
>
> 斜线弧线延长线
>
> 尿道髋骨肠肛门
>
> 内踝上方点一点
>
> 腹股沟区别遗忘

六、第六组：足部外侧的反射区

这一组共由8个反射区组成：①膝关节反射区；②肘关节反射区；③肩关节反射区；④肩胛骨反射区；⑤生殖腺反射区；⑥下腹部反射区；⑦臀部及坐骨神经（外侧）反射区；⑧髋关节（外侧）反射区。

这一组由两部分组成：运动系统的多个大关节和盆腔的一部分。

（1）运动系统的多个大关节：膝关节、肘关节、肩关节、肩胛骨、臀部及坐骨神经、髋关节。

（2）盆腔的一部分：生殖腺、下腹部。

（一）膝关节

1. 解剖位置　膝关节由股骨的下端、胫骨的上端及髌骨、半月板组成。

2. 生理功能　膝关节是人体最复杂的关节，是进行屈、伸运动的关节。

3. 反射区的位置　位于双脚外侧，外踝前下方，骰骨与跟骨前缘所形成的凹陷处（图1－40）。

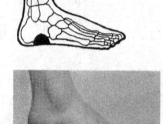

4. 手法　按压。

要领：①紧贴反射区。②没有方向，但不能来回按压。③膝关节反射区呈一半月形区域，所以整个区域要做全。

5. 作用　对膝关节炎、膝关节受损、半月板损伤等有调理与保健作用。

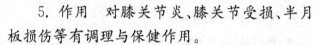

图1－40　膝关节

6. 反射区的检查　①外观：粗糙，脱屑提示可能有膝关节方面的问题。②手感：气泡提示膝关节方面有早期的退行性变化；软块提示可能有半月板损伤、髌骨软化、骨刺、关节炎等疾病。

（二）肘关节

1. 解剖位置　肘关节属于复合关节，由肱骨下端、桡骨上端、尺骨上端组成。这三个关节包在一个关节囊中，组合成肘关节。

2. 生理功能　肘关节主管上肢的屈伸活动。

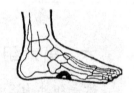

3. 反射区的位置　位于双脚外侧，第五跖骨粗隆起的前后两侧（图1－41）。

4. 手法　夹点法。

要领：①紧贴反射区。②没有方向。③肘反射区在骨头的两侧，着力点也在骨头的两侧，而不要点压在骨头上。④点压时力度由轻

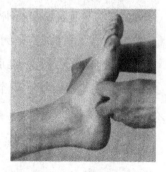

图1－41　肘关节

到重,由重到轻。

5. 作用　对网球肘、肘关节炎等有调理与保健作用。

6. 反射区的检查　手感气泡,提示可能有肘关节损伤、网球肘等疾病。

(三) 肩关节

1. 解剖位置　肩关节由肱骨头和肩胛骨的关节盂构成。

2. 生理功能　肩关节是人体运动最灵活、活动幅度最大的关节,可以收展、屈伸、旋内旋外及外转等。

3. 反射区的位置　位于双脚外侧,第五趾、跖关节交接处(图1-42)。

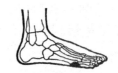

4. 手法　推压,刮压。

要领:①紧贴反射区。②没有方向,但不要来回做。

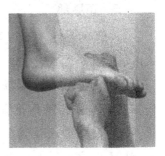

图1-42　肩关节

5. 作用　对肩关节炎、肩关节痛、手臂无力、手指麻木等有调理与保健作用。

6. 反射区的检查　①外观:反射区如有茧,提示可能有肩周炎及手臂酸痛、肩关节损伤等症状。②手感:气泡提示可能有肩周炎及颈部酸痛等症状。

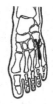

(四) 肩胛骨

1. 解剖位置　肩胛骨位于人体背部,介于第2~7肋骨之间,是三角形扁骨,左右各一。

2. 生理功能　①保护胸廓后壁。②协助肩关节活动。

3. 反射区的位置　位于双脚脚背,沿第四跖骨与第五跖骨之间延伸到骰骨的一丫状区域(图1-43)。

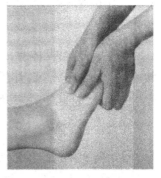

图1-43　肩胛骨

4. 手法　两个拇指同时推压。

要领:①紧贴反射区。②方向,足趾→足跟。③肩胛骨反射区在足背上。④从第四、第五跖骨骨缝缓缓向足跟方向推压。⑤反射区的长度不要超过足背最高处。

5. 作用　对肩背酸痛、肩周炎有调理与保健作用。

6. 反射区的检查　这个反射区皮肤松软,皮下有许多血管,阳性物不是太容易摸到。要仔细触摸判断。手感气泡,提示可能是颈椎病、背痛、肩痛、肩周炎等。

（五）下腹部

1. 解剖位置　下腹部指整个盆腔,包括膀胱、前列腺、子宫、阴道、尿道、直肠等器官。

2. 生理功能　膀胱、前列腺、子宫、阴道、直肠等器官的功能前面已具体说明,这里不再重复。

3. 反射区的位置　位于小腿腓骨外侧后方,外踝后方,向上延伸四横指的一带状区域（图1-44）。

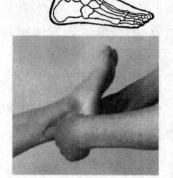

4. 手法　推按。

要领:①紧贴反射区。②方向,足跟→小腿。③反射区的长度是四横指。④操作力度要均匀。

5. 作用　对生殖系统的问题,如男前列腺炎、女月经不调、盆腔炎等疾病有调理与保健作用。

6. 反射区的检查　手感:反射区里有软块

图1-44　下腹部

物,提示女性为痛经、月经不调和怀孕等。男性为前列腺增生、便秘、生殖腺囊肿等。反射区里是硬块物,提示可能有肿瘤。

（六）生殖腺

1. 解剖位置　男性生殖腺是睾丸。睾丸位于阴囊内,左右各一。女性生殖腺是卵巢。卵巢位于骨盆内,左右各一。

2. 生理功能　男性的睾丸是生产精子和分泌男性激素的器官。女性的卵巢是产生卵子和分泌女性激素的器官。

3. 反射区的位置　生殖腺反射区的位置在足部有两个：

（1）位于双脚脚掌脚跟中央处（图1-45）；

（2）位于脚后跟外侧，外踝后下方，跟腱前方的三角区域，上窄下宽（图1-46）。

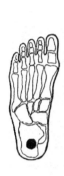
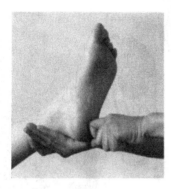
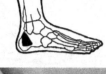
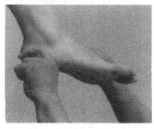

图1-45　生殖腺　　　　　　图1-46　生殖腺（睾丸或卵巢）

4. 手法　位于足跟处生殖腺反射区的手法是点压。位于足外侧生殖腺反射区的手法是刮压或揉按。

要领：①紧贴反射区。②不管是刮压或揉按都不要来回做。③上窄下宽整个区域都要做全。④操作力度要适宜。⑤足跟处的反射区操作力度可大些。

5. 作用　对性功能低下、月经不调、更年期综合征等有调理与保健作用。

6. 反射区的检查

（1）后跟反射区：①脚后跟一圈粗糙提示皮肤干燥，和身体无关；性功能下降、内分泌失调。②块状物，提示跟骨有骨刺、性功能下降等。

这个反射区皮下脂肪厚，属不敏感区域。但有三种人此反射区敏感：植物人、严重类风湿关节炎患者、不孕症或严重性功能障碍患者。

（2）外侧反射区：气泡提示有炎症现象，如睾丸炎、附件炎、前列腺炎等；块状提示可能有卵巢囊肿、睾丸囊肿、睾丸卵巢肿瘤等。

（七）臀部及坐骨神经（外侧）

反射区的位置：位于双脚脚跟后缘至外侧缘一带状区域（图1-47），其他略。

（八）髋关节（外侧）

反射区位置：位于双脚脚外踝骨的下缘（图1-48）。其他略。

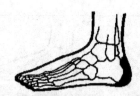

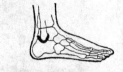

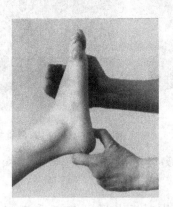

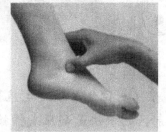

图1-47　臀部及坐骨神经（外侧）　　图1-48　髋关节（外侧）

足部外侧的反射区

足部外侧大关节

再加盆腔一部分

足跟中外是性腺

臀及坐骨又相见

髋骨下腹一线牵

膝肘肩区关外沿

顺手按压肩胛线

七、第七组:足背部位的反射区

这一组共有11个反射区组成:①上颌反射区;②下颌反射区;③扁桃腺反射区;④喉与气管、食管反射区;⑤胸淋巴腺反射区;⑥内耳迷路反射区;⑦胸反射区;⑧膈肌反射区;⑨肋骨(内外)反射区;⑩上身淋巴腺反射区;⑪下身淋巴腺反射区。

这一组大体与人体正面的一些器官相对应,如上下颌、扁桃腺、肋骨、胸部(乳房)等。

(一)上颌、下颌

1. 解剖位置 上颌位于上牙齿的根部,准确地说应该是上颌骨。下颌位于下牙齿的根部,准确地说应该是下颌骨。

2. 生理功能 上颌骨与下颌骨共同围成人体的口腔部分。

3. 反射区的位置 上颌位于双脚背面拇趾关节横纹前方一条横带状区域(图1-49)。下颌位于双脚背面拇趾关节横纹后方一条横带状区域(图1-50)。

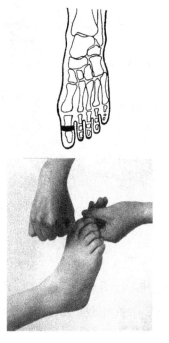
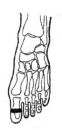
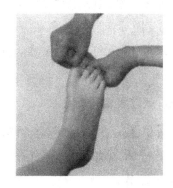

图1-49 上颌　　　　图1-50 下颌

4. 手法　推按。

要领:①紧贴反射区。②没有方向,但不要来回做。③该反射区区域不大,要用指端或指侧峰操作。

5. 作用　对三叉神经痛,对口腔疾患如牙痛、牙周炎、口腔溃疡等有调理与保健作用。

6. 反射区的检查　手感气泡或颗粒,提示可能有牙周炎及牙痛、口腔黏膜溃疡等症状。

(二) 扁桃腺

1. 解剖位置　扁桃腺有咽扁桃腺、舌扁桃腺和腭扁桃腺等,其中腭扁桃腺最大,位于舌腭弓与咽腭弓之间,由淋巴组织构成。

2. 生理功能　①扁桃腺是人体咽喉的门户,可阻挡从口腔入侵的病菌。有警报作用。②扁桃腺是淋巴器官,能产生淋巴细胞和抗体,增强机体的免疫功能。

3. 反射区的位置　位于双脚脚背拇趾第二节上,肌腱的左右两边(图1-51)。

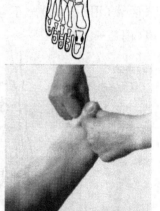

4. 手法　点压。

要领:①紧贴反射区。②双指同时操作。③操作的频率不宜太快。

5. 作用　对扁桃腺发炎、急慢性咽喉炎有调理与保健作用。

6. 反射区的检查　①外观:反射区如肿胀(多见小孩),提示可能是扁桃腺肥大。②手感:气泡或颗粒提示可能有炎症,如扁桃腺炎、咽炎等。

图1-51　扁桃腺

(三) 喉,气管及食管

1. 解剖位置　喉位于人体颈前部中间,舌骨之下。其上通喉咽,下连气管,是下呼吸道的门户。气管上端与喉相连,向下与肺相通。食管上接于咽,下连胃。

2. 生理功能 喉既是呼吸道的一部分，又是发音器官。气管是气体进入人体的管道。食管是输送食物的肌性管道。

3. 反射区的位置 位于双脚背面，第一、第二趾间缝向后延伸到第一、第二跖骨之间的凹陷处一带状区域（图1-52）。

4. 手法 按压。

要领：①紧贴反射区。②没有方向，但最好是足跟→足趾方向。③着力点靠近拇趾侧。

5. 作用 对上呼吸道感染及咽喉、声带、气管、食管等有调理与保健作用。

6. 反射区的检查 手感颗粒，提示可能有咽炎、声带小结等症。

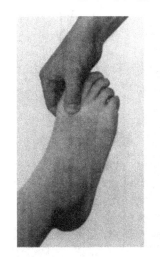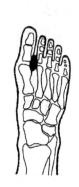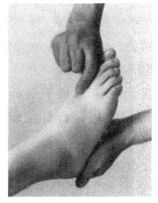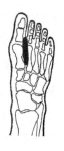

图1-52 喉、气管及食管　　　　图1-53 胸部淋巴腺

（四）胸部淋巴腺

1. 解剖位置 胸部淋巴腺包括胸导管、乳糜池、胸腺等。胸导管是全身最大的淋巴管，从乳糜池上行，它收纳占全身3/4的淋巴。胸腺位于胸腔前，纵隔的上部，是个很重要的淋巴器官。其形状、大小随年龄而变化，青春期最大，老年则退化缩小。

2. 生理功能 胸腺既是淋巴器官，能产生T淋巴细胞，又具有分泌胸腺素的功能。

3. 反射区的位置　位于双脚背面,第一、第二趾间缝向后延伸到第一、第二跖骨之间的凹陷处一带状区域(图1-53)。

4. 手法　按压。

要领:①紧贴反射区。②没有方向,但最好是足跟→足趾方向。③该反射区虽与喉、气管及食管反射区相重叠,但该反射区应靠食趾侧。

5. 作用　胸部淋巴腺抗全身各种炎症及发热、免疫低下,增强免疫力。

6. 反射区的检查　①外观:反射区饱满提示呼吸道经常患病(肥胖者除外)。②手感:气泡提示可能是咳嗽感冒、气管炎、肺气肿等。块状(软)提示有慢性炎症。

(五) 内耳迷路

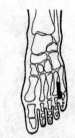

1. 解剖位置　内耳迷路位于内耳。内耳结构由复杂的弯曲管道组成,所以称迷路。

2. 生理功能　内耳迷路是听觉、位置觉的重要感觉装置所在处。

3. 反射区的位置　位于双脚脚背,第四,第五趾缝向后延伸到第四,第五跖骨之间的凹陷处(图1-54)。

4. 手法　按压。

要领:①紧贴反射区。②没有方向,但最好是足跟→足趾方向。③反射区的长度不要太长。在第四、第五跖骨的骨缝里。④胸腺和内耳迷路两反射区可一起操作。

5. 作用　对耳部疾患如耳鸣、耳聋等有调理与保健作用;对眩晕症,其中对美尼埃症的调理效果明显。

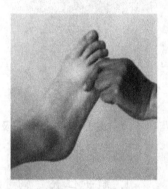

图1-54　内耳迷路

6. 反射区的检查　①外观:体格肥胖者,胸淋巴腺反射区、内耳迷路反射区多为饱满,属正常。如单此反射区饱满凸起,明显有压痛,提示可能有晕车、晕船、耳鸣头昏、睡眠不好等现象。②手感:气泡提示可能有晕船、晕车、头昏、睡眠不好、耳鸣、耳聋等现象。

（六）胸

1. 解剖位置　胸是躯干的一部分,介于颈部与腹部之间,也可称胸部。胸部由胸椎、肋骨、胸骨作支架,构成胸廓。胸廓外面是肌肉、皮肤等软组织包裹。女性胸前有发育良好的乳房。胸廓里面是胸腔,胸腔里有心、肺、支气管等组织器官。

足部的反射区是和实际的脏器相对应的,这里仅是指胸部,而没指实际的器官。足背和人体正面的一些器官相对应,故这里的胸更大意义上应该看成是乳房。

2. 生理功能　胸廓里面是胸腔,胸腔里有心、肺、支气管等组织器官,所以胸廓的作用是保护心、肺等器官。胸腔内为负压,有帮助呼吸作用。乳房由皮肤、乳腺组织和脂肪等构成。乳房的主要功能是哺乳和育婴。

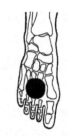

3. 反射区的位置　位于双脚脚背第二、三、四跖骨所形成的一片区域(图1-55)。

4. 手法　推按。

要领:①紧贴反射区。②没有方向。③该反射区属敏感区,操作力度上要适宜。速度上以慢推为好。④该反射区面积大,所以整个反射区都要推按到。

5. 作用　对心肺功能异常如胸闷、气短、哮喘等,对乳腺疾病如乳腺增生和乳腺炎等有调理与保健作用。

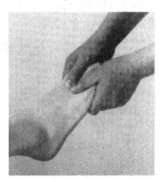

图1-55　胸

6. 反射区的检查　①外感:反射区水肿多见于心、肺、肾功能异常。如肺气肿、肺心病、慢性肾炎等。凸在女性提示可能是乳腺增生或乳腺炎症。男性提示可能是胸闷气短、心肺功能不好等。②手感:气泡提示可能有肺气肿、哮喘、咳嗽、气短等症。颗粒提示肺部有炎症、肋膜炎、肺结核钙化点、乳腺炎、小叶增生等。条索状提示胸部曾做过手术或支气管扩张。块状提示可能有乳腺肿瘤、肺部错构瘤等。

(七) 膈肌

1. 解剖位置　膈肌介于胸腔与腹腔之间,把胸腔和腹腔分隔成上下两部分。膈肌是一个肌性器官。

2. 生理功能　膈肌是主要的呼吸肌。

3. 反射区的位置　位于双脚脚背跖骨、楔骨、骰骨连接的地方,是脚背最高处,并横跨脚背呈一带状区域(图1-56)。

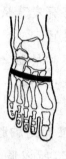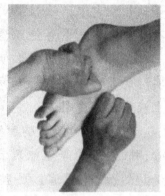

图1-56　膈肌

4. 手法　刮按。

要领:①紧贴反射区。②方向,从中间往两边刮按。③反射区横跨整个足背,所以反射区的长度较长,一定要做全。④操作时力度要均匀,速度要慢。⑤该反射区属敏感处,操作力度不宜过重。

5. 作用　对膈肌痉挛引起的打呃,对恶心、呕吐、腹胀等有调理与保健作用。

6. 反射区的检查　气泡及颗粒提示可能有打呃、胸闷、胃口不好等现象。

(八) 肋骨(内,外)

1. 解剖位置　肋骨是构成胸腔骨架的主体部分。肋骨共有12对,每一对都由软肋骨和骨性肋骨组成。靠近背部的称外肋骨,靠近胸部的称内肋骨。

2. 生理功能　肋骨和胸椎、胸骨构成胸廓,对心肺等器官起保护作用。另外肋骨还有辅助呼吸的功能。

3. 反射区的位置　内肋位于双脚脚背第一楔骨与舟骨之间,外肋位于双脚脚背第三楔骨、舟骨、骰骨、距骨之间(图1-57)。

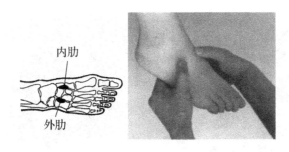

图1-57 内肋、外肋

4. **手法** 点压。

要领:①紧贴反射区。②操作力度要适当,不宜太重。③找准反射区,内肋——从拇趾旁往上推到凹陷处。外肋——从中趾旁往上推到凹陷处。

5. **作用** 内肋反射区对应胸部问题,如呼吸困难、胸闷、胸痛、肋软骨挫伤等的调理与保健。

外肋反射区对应背部问题,如肋间神经痛、腰背扭伤、腰酸背痛等有调理与保健作用。

6. **反射区的检查** 气泡提示可能有胸闷、胸痛、肋骨挫伤(闪气)、肋间神经痛等症状。

(九)上身淋巴腺,下身淋巴腺

1. **解剖位置** 上身淋巴腺,与下身淋巴腺以肚脐为界。上身淋巴腺包括枕淋巴结、乳突淋巴结、腮腺淋巴结、颈淋巴结、上肢淋巴结、腋下淋巴结等。下身淋巴腺包括腹股沟淋巴结、盆腔淋巴结、下肢的淋巴结等。

2. **生理功能** 制造淋巴细胞,参与人体的免疫过程。

3. **反射区的位置** 上身淋巴腺位于双脚外侧缘脚踝骨前,由距骨和外踝骨构成的凹陷处(图1-58)。下身淋巴腺位于双脚内侧缘脚踝骨前,由距骨和内踝骨构成的凹陷处(图1-59)。

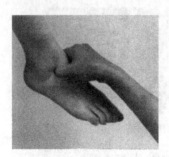

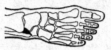

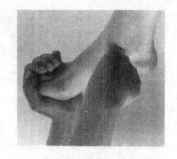

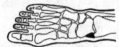

图 1－58　上身淋巴腺　　　　　图 1－59　下身淋巴腺

4. 手法　点压。

要领：①紧贴反射区。②两个反射区可同时操作。③操作力度由轻到重，由重到轻。④操作速度宜慢，以达到渗透力。

5. 作用　增强免疫力和抗癌的能力。

6. 反射区的检查　这两个反射区很深，不能触及阳性物。但会出现疼痛感，提示可能人体某些部位有炎症。

足背部位反射区

上颌下颌扁桃腺

都在拇趾的背面

喉气食管与胸腺

一二跖间逢重叠

四五跖间是迷路

胸在中间要做全

膈在脚背最高处

肋骨脚背细细找

上下淋巴脚腕陷

八、第八组:右脚与左脚不同的反射区

这一组共由5个反射区组成,即肝反射区、胆反射区、盲肠(及阑尾)反射区、回盲瓣反射区、升结肠反射区5个反射区都在右脚。

这一组有两点要注意:①右脚与左脚的反射区基本相同,左右对称。但有5个反射区只有右脚有,5个反射区只有左脚有。该组反映的是右脚才有的5个反射区。②这一组的反射区对应人体右边腹部的一些器官。

（一）肝

1. 解剖位置　肝位于腹腔右上部。颜色为棕红色,质软而脆。肝是人体最大的腺体。

2. 生理功能　肝分泌胆汁,贮存糖原,参与物质代谢、吞噬防御和解毒等作用。

3. 反射区的位置　肝位于右脚底第四,五趾间缝垂直延长线上,肺反射区后缘处(图1-60)。

4. 手法　推按。

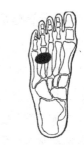

要领:①紧贴反射区。②肝反射区不是一个点,是区域,应推按。如与胆反射区一起操作,手法是"推肝压胆"。③操作时用腕部发力。④肝反射区只有右脚有。

5. 作用　对肝脏病变如肝炎、脂肪肝、肝囊肿、肝胆管结石等有调理与保健作用。

6. 反射区的检查　①外观:反射区不应有异物,如有,有100%的诊断意义,表示肝脏功能有问题。反射区不应有颜色的变化,如有瘀

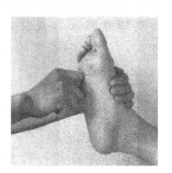

图1-60　肝

血、颜色深暗,提示可能有慢性肝炎或肝损伤。②手感:气泡提示可能是消化不良、长期服用化学药品、嗜酒、肝炎早期、肝炎恢复期。颗粒提示可能患有各种肝炎、肝胆管结石症。条索状表示曾患过肝炎或右上腹曾做过手术。块状提示可能有肝硬化、肝囊肿。如块状物硬、压痛明显,提

示可能有占位性病变如肿瘤等。另外,靠近肝反射区,但在肝反射区往上、往外一点有硬块,要考虑是肩和肺的问题,而不是肝的问题。

(二)胆

1. 解剖位置　胆位于肝右叶下方。胆囊就像悬挂在肝下面的一个口袋,贮存由肝分泌的胆汁。

2. 生理功能　贮存和浓缩胆汁。进食时,胆囊壁收缩使胆汁经胆囊管和胆总管排出,进入十二指肠,对食物进行消化。

3. 反射区的位置　胆囊反射区位于第三、第四跖骨之间,肝反射区旁(图1-61)。

4. 手法　点压。

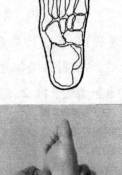

要领:①紧贴反射区。②推肝压胆。③操作时用腕部发力。④胆囊反射区只有右脚有。

5. 作用　对胆囊疾病如胆囊炎等有调理与保健作用。

6. 反射区的检查　手感:①气泡及颗粒,提示可能有胆囊炎、胆石症。②线条样感觉提示有胆息肉或胆囊曾做过手术。③手摸上去空洞感,提示胆囊萎缩或胆囊摘除。

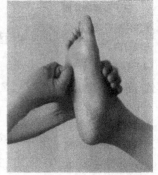

图1-61　胆

(三)盲肠(及阑尾)

1. 解剖位置　盲肠位于右下腹,是大肠的起始部,上接小肠,下连升结肠。阑尾:是盲肠下端向外伸出的一段肠管,细如蚯蚓状,上端连盲肠,下端游离。

2. 生理功能　盲肠和阑尾都属大肠,吸收水分,形成粪便,但阑尾肠壁内有大量淋巴组织,易引起炎症。

3. 反射区的位置　位于右脚脚底面,跟骨前缘的外侧,第四、五趾垂直延长线至跟骨(图1-62)。

4. 手法　点压。

要领:①紧贴反射区。②只有右脚有。

5. 作用　对阑尾炎、肠炎、腹胀等有调理与保健作用。

6. 反射区的检查方法　①手感气泡,提示可能有炎症,如阑尾炎等。②颗粒提示有慢性阑尾炎、肠胀气的现象。

(四)回盲瓣

1. 解剖位置　回盲瓣位于下腹部右边,是小肠进入大肠的入口处,回肠连接盲肠处。

2. 生理功能　回盲瓣具有括约肌的作用,是控制小肠中内容物进入大肠的门户。

3. 反射区的位置　位于盲肠的前方(向脚趾方向)(图1-63)。

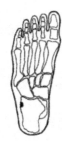

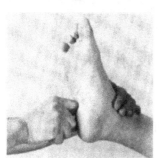

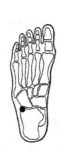

图1-62　盲肠及阑尾　　　　　　图1-63　回盲瓣

4. 手法　点压。

要领:①紧贴反射区。②只有右脚有。

5. 作用　增强回盲瓣的功能。对消化系统疾患如便秘、腹胀等有调理与保健的作用。

6. 反射区的检查　外观和手感都无明显变化。

（五）升结肠

1. 解剖位置　升结肠位于右腹部，连接盲肠，沿腹后壁右侧上升到肝右叶下，转向左，形成结肠右曲，再转入横结肠。

2. 生理功能　吸收水分，分泌黏液，运送废物。

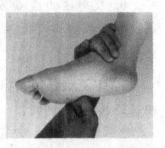

3. 反射区的位置　位于右脚脚底面，第四、五趾延伸线与脚外侧平行的一带状区域（图1-64）。

4. 手法　推按。

要领：①紧贴反射区。②方向，足跟→足趾方向。③升结肠升到足弓的一半拐弯。④盲肠、回盲瓣、升结肠三个反射区可一起操作。⑤升结肠反射区只有右脚有。

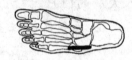

图1-64　升结肠

5. 作用　对消化系统疾患如便秘、腹泻、肠炎等有调理与保健的作用。

6. 反射区的检查　外观和手感都无明显变化。

右脚与左脚不同的反射区

右脚掌内反射区

多与左脚无差异

五处不同分仔细

肝胆相照紧相连

盲肠回盲升结肠

由下而上要记牢

小　　结

经过以上的理论学习和操作学习的过程,大家初步了解了足疗的理论知识,逐步掌握了 62 个反射区的操作。小结如下:

一、理论方面知识

1. 回顾一下讲了这几个问题

(1)足疗的全称为足反射疗法。

(2)足疗与足浴的区别:名称上的区别,职业上的区别,行业上的区别,资质上的区别,服务对象上的区别,与国际关系上的区别,成立时间上的区别——共 7 个区别。

2. 足疗中的反射区为什么不能称穴位　其范围、原理、意义等。

3. 足疗是不是治疗足部的疾病　不是,足疗对足部疾病无效。

4. 足疗的起源、现状(略)。

5. 足疗的价值　实用价值:在于对疾病的早发现,早干预,早治疗,从而更好地防病治病。经济价值:在于对疾病用自然平民疗法,并且自己做自己的医生。

6. 足疗的机制　循环机制,反射机制,全息机制。

7. 足疗的功效　①促进血液循环。②调节各脏腑器官的功能。③调整内分泌。④提高自我防御能力,平衡免疫功能。⑤很好的心理疗法。

8. 足疗的注意事项　略。

9. 足疗后可能出现的反应　略。

二、操作方面知识

1. 足疗的反射区有多少　62 个。

2. 反射区在足部的分布规律

(1)根据生物全息理论,双脚是人体的一个缩影。双脚的反射区和人体的各脏腑器官——相对应。

(2)根据解剖学,人体有四个腔,即颅腔(头部)、胸腔、腹腔、盆腔。双脚上的反射区同样分为四个腔:颅腔(头部)、胸腔、腹腔、盆腔。

3. 反射区在足部的定位特性

(1) 人体双器官相对应在足部的反射区有对称性(2 只脚都有)。

(2) 人体单器官相对应在足部的反射区有特殊性(只有 1 只脚有)。

(3) 人体单器官相对应在足部的反射区有整体性(2 只脚都有)。

4. 全足反射区共分八大组　为了便于学习,全足 62 个反射区按照反射区的位置和操作的顺序,划分为八大组:①足心部位。②脚趾部位。③左前掌部位。④左掌中部。⑤足内侧部位。⑥足外侧部位。⑦足背部位。⑧右脚与左脚不同的部位。

【附】足疗八大组具体反射区

第一组,足心部位:肾上腺、肾、输尿管、膀胱、腹腔神经丛。

第二组,脚趾部位:前额、鼻、三叉神经、垂体、小脑脑干、大脑、颈项、眼、耳。

第三组,左前掌部位:甲状旁腺、甲状腺、斜方肌、肺及支气管、心。

第四组,左掌中部:胃、胰、十二指肠、横结肠、降结肠、乙状结肠及直肠、肛门、小肠、脾。

第五组,足内侧部位:颈椎、胸椎、腰椎、骶尾骨、臀部及坐骨神经(内)、子宫或前列腺、髋关节(内)、直肠及肛门、尿道及阴道、腹股沟。

第六组,足外侧部位:臀部及坐骨神经(外)、生殖腺、髋关节(外)、下腹部、膝、肘、肩、肩胛骨。

第七组,足背部位:上颌、下颌、扁桃腺、喉、气管及食管、胸淋巴腺、内耳迷路、胸(乳房)、膈肌、肋骨(内、外)上身淋巴腺、下身淋巴腺。

第八组,右侧与左侧不同的部位:肝、胆、盲肠(及阑尾)、回盲瓣、升结肠。

5. 由于上行的感觉(传入)神经与下行的运动(传出)神经都在延髓下段(相当于颈部)构成锥体交叉使一侧的感受器、效应器与对侧的大脑皮质相应中枢联系。左脚反映右边头部器官,右脚反映左边头部器官。

6. 大多数反射区是左右对称的,但有 5 个反射区左右不同

左脚:心、脾、降结肠、乙状结肠及直肠、肛门。

右脚:肝、胆、盲肠、回盲瓣、升结肠。

7. 在同一脚上,大多数反射区只有一个位置,但以下反射区有 2 个

位置,如眼反射区、耳反射区、生殖腺反射区、髋关节反射区、扁桃腺反射区、肋骨反射区。臀部及坐骨神经反射区,乙状结肠及直肠、肛门和直肠及肛门反射区。

8. 足疗操作的顺序　足疗无太硬性的顺序规定,只是为了操作方便和不遗留反射区,认为足疗操作顺序最好是:

(1)足底、足内侧、足外侧、足背。

(2)足心部位(基本反射区):开始结束都要做。

9. 足疗的手法、力度　在足疗的操作手法和力度上请记住 16 个字:先轻后重,面中找点,按到痛处,事半功倍。

10. 其他　①有关按摩膏的问题;②关于泡脚的问题;③关于足疗的时间问题。

以上是我们所学的足疗的理论知识和足疗的操作知识的纲要。下面再讲一个上下肢相对应的反射区知识和全息理论中的关于第二,第三掌骨反射区知识。

【附】上下肢相对应的反射区及掌骨反射区

1. 上下肢相对应的反射区　足部的 62 个反射区,只要掌握并刺激就能起到调节脏腑器官的功能。能达到这个作用是取决于我们足部的全息元,但如果在足部反射区由于外伤、骨折、扭伤、软组织、损伤、炎症等原因不能直接施行足疗,怎么办? 这就需要"上下肢相对应的反射区"的知识。

拇指——拇趾相对应

手指——脚趾相对应

腕部——踝部相对应

足背——手背相对应

前臂——小腿相对应(尺侧——腓侧相对应,桡侧——胫侧相对应)

肘部——膝部相对应

上臂——大腿相对应

肩部——髋部相对应

颈部——尾骨相对应

［举例］

踝关节扭伤：踝部与腕部相对应。

具体：马上坐下，在同侧手腕上找痛点并刺激。

足背受伤：足背与手背相对应。

具体：在手背上找痛点刺激。

膝部患病：膝与肘相对应。

具体：①在人体肘部找痛点。②在足部肘和膝反射区找痛点。

肩关节痛：肩与髋部相对应。

具体：足部除了刺激肩反射区等，再加上刺激足部髋关节反射区。

颈部疾病：颈与尾骨相对应。

具体：①在人体的尾骨处找痛点并刺激。②刺激足部尾骨反射区。

2. 第二，第三掌骨反射区知识　根据张颖清教授 1973 年提出的全息理论，人体的第二，第三掌骨都包含人体的信息。其中第二掌骨桡侧为全身的缩影，第三掌骨为脊椎的缩影。第二、第三掌骨的全息理论是除了耳疗与足疗外，得到科学肯定的又一全息反射疗法。

（1）第二掌骨

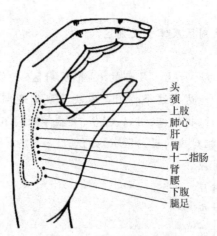

头
颈
上肢
肺心
肝
胃
十二指肠
肾
腰
下腹
腿足

图 1-65　第二掌骨反射区

头：头、眼、耳、鼻、口、牙、脑。

颈：颈、甲状腺、咽、气管上段、食管上段。

上肢：肩、上肢、肘、腕、手、气管中段、食管中段。

肺心：肺、心、胸、乳腺、气管下段、支气管、食管下段。

肝：肝、胆。

胃：胃、脾、胰。

十二指肠：十二指肠、结肠右曲。

肾：肾、大肠、小肠。

腰：腰、脐周、大肠、小肠。

下腹：下腹、子宫、膀胱、直肠、阑尾、卵巢、睾丸、阴道、尿道。

腿足：骶、尾骨、髋、下肢。

在第二掌骨侧刺激相对应的脏器，可收到较好的疗效，有时会有立竿见影之功效。刺激以酸痛为好，每次刺激以 3 分钟左右为宜，每分钟 150 下左右。用力不要太大，并一定要擦油，以免造成皮肤及骨膜损伤。

（2）第三掌骨

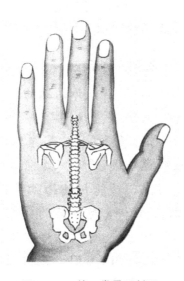

图 1-66　第三掌骨反射区

第三掌骨全部是人体脊椎的缩影，靠近指骨处的掌骨为脊椎的颈椎部，往手腕处依次为胸椎、腰椎、骶尾骨。刺激第三掌骨对整个脊椎病有调理与保健作用。

第二章 足疗与常见病

这一部分我向大家介绍的是人体的十大系统和足部十大系统的反射区之组成；介绍足疗和各系统常见病的关系；介绍如何通过足疗治疗这些常见病。

（一）先简单介绍一下什么叫人体系统？

要了解人体系统，首先要了解人体的结构。

人体结构分细胞、组织、器官、系统。

1. 细胞　是人体结构的最小单位，是组织和器官的结构基础。细胞由细胞膜、细胞质、细胞核组成。

2. 组织　许多形态相似、功能相关的细胞通过细胞间质结合在一起称为组织。每种组织在机体中有一定的分布规律，执行着一定的功能。人体有四大基本组织即上皮组织、结缔组织、神经组织和肌肉组织。

3. 器官　四种不同的组织以不同的形式结合在一起构成器官，如心、肺、脾、肝、肾等。每一器官执行着整体内特定功能。

4. 系统　许多功能相关的器官联合在一起构成了系统。如消化系统，它包括口腔、食管、胃肠、肛门以及唾液腺、肝、胰等器官；呼吸系统，它包括鼻、咽、喉、气管、支气管、肺等器官。每个系统在机体内执行一定的相对独立的功能。

人体有十大系统：神经系统、运动系统、循环系统、呼吸系统、消化系统、内分泌系统、泌尿生殖系统、感觉系统、免疫系统。其中运动系统包括骨骼和肌肉。循环系统中包括心血管系统和淋巴系统。所以我们一般称人体系统为十大系统。

在机体内，各个系统虽分别承担不同的功能，但彼此又不是孤立的，都是相互影响，相互依存的，它们既有一定的独立性，又具有统一性，哪一个系统出现功能障碍,都会直接或间接引起其他系统功能失调,甚至引起全身系统功能紊乱。

(二)足部的十大系统

根据全息理论,人体脏器和足部反射区相对应,所以人体有十大系统,在足部也有十大系统反射区。每个系统有许多反射区组成。我们必须了解和熟记这些反射区,从而才能更好地用足疗对人体各系统起保健和调理的作用。

［例如］

糖尿病:病变器官在胰脏,病变系统属内分泌系统,所以,在实际足疗中,重点不但要放在胰脏反射区,而且整个内分泌系统的反射区都要做。

更年期综合征:有许多症状,这些症状区是重点治疗区。但更年期综合征又是内分泌失调引起,所以整个内分泌系统反射区也都是重点区。

提高免疫力:要加强整个淋巴系统,在足部整个淋巴系统的反射区都要做到。所以你必须知道,在足部有哪些淋巴系统反射区。

总结以上的原因,学习十大系统反射区的组成非常重要。本内容在后面每个系统中有具体的介绍。

(三)足疗的几种常用方法

1. 傻瓜方法　哪里不舒服就按哪里。治疗时只认器官,不认病名。因为每个脏器都有相对应的反射区,所以如有哪个脏器功能失调,就从足部找寻该脏器的反射区,无须追究它是何种疾病,只要找准反射区位置并给予适度的刺激即可产生明显的效果。

［例如］

胃痛:不要管是何种类型的胃病,只需刺激胃反射区,都可使胃痛缓解或消失。

2. 保健方法　全足足疗。人体各器官、每个反射区都做到。人体是一个整体,全足足疗相当于人体整体的保健和调理。

3. 治疗方法　这是一种有目的,针对疾病的足疗。采取两种方法:

①全足反射区＋重点反射区;②基本反射区＋重点反射区。

全足反射区——足部 62 个反射区。

基本反射区——肾、输尿管、膀胱、尿道。其作用是增强排泄功能,将"毒素"或有害物质排出体外。因此,基本反射区在足疗中起重要作用,开始结束都要反复操作这 4 个反射区。

重点反射区——包括症状区和相关区。

症状反射区——也可称病变脏器反射区,是指所患疾病脏器相对应的反射区。如糖尿病,它是胰脏问题,所以这里的症状区是胰反射区。

相关反射区——是指和所患疾病脏器有关的脏器反射区。也可把它看成该疾病所属的系统反射区。如糖尿病,胰脏既属消化系统,又属内分泌系统。所以,消化系统反射区、内分泌系统反射区都是相关区。

知道了基本反射区、重点反射区(症状反射区、相关反射区)。我们再来看有关治疗的两种方法。

〔例如〕

糖尿病:①全足反射区＋重点反射区

全足反射区:62 个反射区。

重点反射区 { 症状区:胰脏、糖代谢敏感区等
相关区:内分泌系统、消化系统等

②基本反射区＋重点反射区

基本反射区:肾、输尿管、膀胱、尿道及阴道。

重点反射区 { 症状区:胰脏、糖代谢敏感区等
相关区:内分泌系统、消化系统等

一、足疗与神经系统疾病

1. 解剖位置　神经系统由中枢神经系统和周围神经系统组成。

中枢神经主要由神经细胞体构成,包括脑和脊髓。脑在颅腔内,脊髓在椎管内。两者都有躯体神经中枢和内脏神经(自主神经)中枢。

周围神经主要由神经纤维构成。根据其分布的部位不同,分为躯体神经和植物神经(又名自主神经或内脏神经)。躯体神经主要分布至体表及运动器官,自主神经主要分布到内脏、心血管系、腺体。神经系统是

人体最为复杂的一个系统。

2. 生理功能 ①接受、整合来自人体内外环境的信息,经大脑综合、分析、归纳,然后调整、控制机体的各种功能。②人体的统一性,各组织器官系统的功能及相互联系靠神经和体液的调节来完成。③神经系统能实现思维、记忆和学习等智力活动。神经系统是机体内起主导作用的系统,很重要。所以放在第一组来讲解。

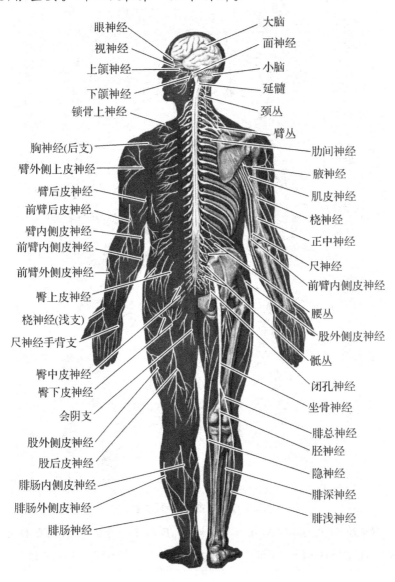

图 2-1　神经系统模式图

3. 神经系统反射区的组成　大拇趾＋脊椎＋腹腔神经丛。

大拇趾：前额、垂体、大脑、小脑脑干、三叉神经。

脊椎：颈椎、胸椎、腰椎、骶尾骨、臀部及坐骨神经。

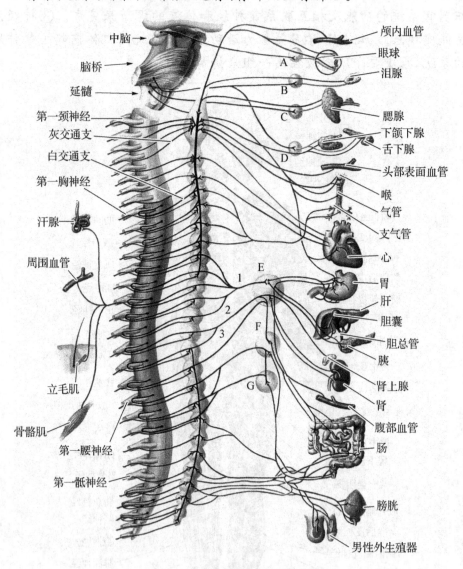

图 2-2　自主神经系统概观

A. 睫状神经节；B. 翼腭神经节；C. 耳神经节；D. 下颌下神经节；E. 腹腔神经节；F. 肠系膜上神经节；G. 肠系膜下神经节；1. 内脏大神经；2. 内脏小神经；3. 内脏最下神经

74

腹腔神经丛。

4. 神经系统的常见病 失眠、三叉神经痛、头痛、帕金森病、老年性痴呆症、坐骨神经痛、肋间神经痛、小儿脑瘫、不宁腿综合征。

失 眠

失眠是指睡眠时间不足或睡眠不深而言。失眠的原因很多,大致有:①情志方面:生活紧张、忧虑、恐惧、心理压力重等引起。②消化系统疾病:如肠胃功能失调。③心脑血管病:如血管硬化、高血压等。④内分泌系统疾病:如更年期综合征。

【症状】 情志方面的失眠为前半夜失眠,卧床后久久不能入睡,辗转反侧,使人心烦,直到后半夜才睡着。肠胃功能失调的常有睡眠中断或做噩梦的情况。血管硬化、高血压、高龄老人等入睡并不困难,但时间不长,后半夜醒后即不能入睡。更年期阶段失眠特点是入睡困难、睡眠不深和因出现潮热盗汗等现象而觉醒多次。

【失眠在足部的体征】 ①脚趾有茧。②前额反射区触摸有气泡阳性物,前额反射区变硬。③小脑脑干反射区触摸有气泡、软块阳性物,有疼痛感。

【足疗与失眠的关系】 不管是何种原因造成的失眠,只要在足部找到该原因相对应脏器的反射区,加以刺激,治疗失眠。

【足疗调理失眠的处方】

重点反射区
- 基本反射区:肾、输尿管、膀胱、尿道。
- 症状区:前额(足部 10 个趾头)腹腔神经丛。
- 相关区
  - 情志方面:大脑、小脑脑干、心;
  - 肠胃方面:胃、大小肠、肝胆;
  - 心脑血管方面:大脑、小脑脑干、心肺;
  - 更年期综合征:垂体、甲状腺、生殖腺。

【足疗对失眠的作用】 足疗治疗失眠的作用在于能缓解精神紧张,调节大脑兴奋与抑制的失衡,从而解决失眠问题。对疾病引起的失眠,通过刺激相对应的脏器反射区,调理好了脏腑功能的同时,达到了安眠的作用。同时,足疗还可避免因失眠药物带来的成瘾、耐药性和白细胞下降等副作用。

【注意事项】

1. 首先查找引起失眠的原因,针对原因做足疗。

2. 生活要有规律,心情要开朗。

3. 足疗治疗失眠的时间最好安排在白天,避免有些人晚上操作反而引起兴奋,不利治疗。

4. 对于顽固性失眠,在治疗过程中病情可能会出现反复,是正常现象,要坚持足疗。

三叉神经痛

三叉神经痛是指三叉神经分布区域内反复发作性、短暂性、剧痛性为特征的疾病,属神经科疾病。

【病因】 三叉神经痛分为原发性三叉神经痛和继发性三叉神经痛。

原发性是指患者无明显神经系统阳性体征,辅助检查无异常,未发现确切病因。原发性三叉神经痛目前病因不明。

继发性是由其他的病引起的,比如肿瘤、蛛网膜粘连、带状疱疹病毒感染等引起。

【症状】 三叉神经痛多发生于成年及老年人,40岁以上患病者达70%～80%,女性略多于男性,大多为单侧,仅少数为双侧性。

三叉神经痛以"痛"为主要症状。疼痛以其突发性、短暂性、周期性,号称天下第一大痛。一旦患有三叉神经痛,往往会使病人痛不欲生,甚至会作出轻生的举动。

【三叉神经痛在足部的体征】 三叉神经反射区、上颌反射区、下颌反射区触摸有气泡阳性物,有疼痛感。

【足疗与三叉神经痛的关系】 足部有与三叉神经相对应的三叉神经反射区。

【足疗调理三叉神经痛的处方】

基本反射区：肾、输尿管、膀胱、尿道

重点反射区 ｛ 症状区：三叉神经、上颌、下颌

相关区：大脑、小脑脑干、肾上腺

【足疗对三叉神经痛的作用】　刺激三叉神经、上颌、下颌反射区，可调节三叉神经的紊乱，使其恢复平衡，达到缓解和治愈的目的。

刺激大脑、小脑脑干等神经系统反射区，是因为三叉神经属神经系统。

刺激肾上腺反射区起止痛作用。

【注意事项】

1. 首先要查明原因。对继发性的三叉神经痛要先治原发病。

2. 牛角板梳头 100 次：牛角板梳头，促进局部的血液循环，缓解因三叉神经根与脑血管接触而造成的疼痛。

3. 临床治愈标准　一年中不复发。

4. 即使临床治愈，还要长期坚持每星期 1～2 次的足疗巩固，防止复发。

5. 情绪要乐观，避免精神紧张，过度疲劳。

6. 忌烟酒。忌刺激物。

7. 避风寒，要保暖。

头　痛

头痛是神经系统常见的症状。头痛是由许多其他疾病引起的。头痛也是某种重病(如脑血管意外)的信号。

【病因】　人体头颅的各层结构如头皮、皮下组织、韧带、动脉、颅内的静脉窦及其分支、颅底的硬脑膜、基底部的脑动脉，第五、九、十颅神经及一、二三颈神经，都是疼痛敏感的结构，凡是使这些结构受压、牵引、发炎、痉挛或紧张性收缩等各种因素，都可导致头痛。

诱发头痛的因素很多，如颈椎病、五官疾病、高血压病、三叉神经痛、感冒、发烧、各种脑炎、颅内占位病变、颅外伤、蛛网膜下腔出血、内分泌

因素、药物及心理因素等。

【症状】 因不同疾病引起的头痛，其头痛的部位、性质、时间等都不同。

部位：偏头痛发生在一侧颞部；高血压头痛多在后枕部；早期颅内肿瘤的头痛在肿瘤部位。

性质：偏头痛、血管性头痛、发烧头痛为搏动性跳痛；肌肉收缩性头痛为持续性钝痛、胀痛、紧箍感；脑膜炎、蛛网膜下腔出血为急性剧烈头痛，伴有频繁喷射性呕吐；颅内压增高时为持续性头痛并伴有呕吐；脑瘤为强烈钝痛。

时间：神经官能头痛为长年累月无定时；颅内压增高头痛为夜间加重；睡眠中痛醒多为器质性病变。

【头痛在足部的体征】 足部大拇指上一定能找到痛点。

【足疗与头痛的关系】 足部有与头部相对应的反射区。

【足疗调理头痛的处方】

基本反射区：肾、输尿管、膀胱、尿道

重点反射区 { 症状区：神经系统（足底大拇趾指腹）
相关区：肾上腺；如有呕吐，加胃、腹腔神经丛

【足疗对头痛的作用】 刺激神经系统反射区，调节脑部血管壁的收缩和扩张，起到稳定血管的作用，从而达到治疗的目的。

刺激肾上腺反射区起止痛作用。

刺激胃和腹腔神经丛反射区可缓解头痛引起的胃肠反应。

【注意事项】

1. 头痛，在大拇趾面上找痛点并刺激，事半功倍。

2. 有急性剧烈头痛，伴有频繁喷射性呕吐的应立即送医院。

3. 有严重高血压的患者，慎做或少做肾上腺反射区。改做甲状旁腺反射区。

帕金森病

帕金森病又称震颤麻痹。帕金森病是原因不明的黑质神经细胞减

少，而导致多巴胺缺乏，临床上出现震颤强直和运动减少为主要症状的进行性过程。本病是一种老年人好发的中枢神经系统变性疾病。

【病因】 帕金森病病因不明，临床上，科学家提出了许多假说。当前大多数神经病学家认为帕金森病的产生是个性遗传易感性与一种或多种环境毒素相互作用的结果。

病因未明者统称帕金森病，有明确病因者称帕金森综合征。

【症状】 静止性震颤、肌强直、行动迟缓、姿势不稳是帕金森病的四大症状，其中静止性震颤和行动迟缓是帕金森病最典型的体征。

震颤——多从一侧上肢开始，逐渐发展至同侧下肢、对侧上下肢、下颌、口唇、舌、头部。

强直——表现为头前倾、躯干俯屈、肘关节屈曲、腕关节伸直、前臂内收、髋及膝关节均弯曲，严重时腰向前弯成直角，下颌触胸。

运动障碍——精细动作困难、书写困难(小字症)，行走步伐小、启动困难，前冲、表现为慌张步态，面肌运动减少呈"面具脸"，流涎。

其他还有皮脂分泌过多、体重下降、便秘、精神迟钝、智能障碍。

【帕金森病在足部的体征】 小脑脑干反射区触摸有气泡或软块阳性物，有疼痛感。

【足疗与帕金森病的关系】 帕金森病病因在黑质神经元。黑质神经元位于中脑，中脑属脑干部分，足部有脑干反射区。

【足疗调理帕金森病的处方】

全足：62 个反射区

重点反射区 { 症状区：小脑脑干、大脑

相关区 { 肾上腺
运动系统
上、下身淋巴腺

【足疗对帕金森病的作用】 通过刺激大脑和脑干反射区，促进人体脑部的血液循环，促使黑质神经元的功能改善。

刺激肾上腺，调节锥体外神经元的代谢，有助治疗。

刺激运动系统，改善患者的行动困难。

刺激上、下身淋巴腺等免疫系统，增强免疫力。

【注意事项】

1. 即使有典型的帕金森病的临床症状,亦不可轻易诊断为帕金森病,应警惕是否为脑血管病或脑部肿瘤引起的帕金森综合征。

2. 做足疗期间不要吃安眠药,并可逐步减少多巴胺量。

3. 对本病的足疗一定要有信心,有恒心,要坚持。

老年性痴呆症

老年性痴呆又称阿茨海默痴呆,是一种慢性的大脑退行性变性疾病。其临床表现为进行性远期和近期记忆力障碍、分析判断能力衰退、情绪改变、行为失常,甚至意识模糊,最后死于肺炎或尿路感染。

【病因】 老年性痴呆病因不明,但尸体解剖发现患者都是大脑皮质的灰质变薄,脑沟增大,脑室扩大,这些都属脑组织萎缩。

什么原因导致脑组织萎缩? 大致的原因:

病理因素
1. 遗传因素
2. 免疫系统失常
3. 慢性病毒感染
4. 铝在脑组织积聚
5. 脑外伤
6. 其他:少运动、脑缺氧、高血脂、动脉硬化、维生素缺乏等

心理因素
1. 丧偶
2. 独居
3. 经济窘迫

【症状】 ①记忆障碍;②计算力下降;③空间定向障碍;④语言障碍;⑤理想力和判断力下降;⑥情感与行为障碍。

【老年性痴呆症在足部的体征】 大脑反射区皮肤表面出现褶纹线条,触摸反射区无弹性、不饱满。

【足疗与老年性痴呆症的关系】 老年性痴呆症是脑萎缩导致,足部有相对应的脑反射区。

【足疗调理老年痴呆症的处方】

全足：62 个反射区

重点反射区 ⎰ 症状区：前额、大脑、小脑脑干、三叉神经、脊椎等
　　　　　 ⎱ 相关区 ⎰ 免疫系统、肝
　　　　　 　　　　 ⎱ 生殖腺、肾上腺

【足疗对老年性痴呆症的作用】　目前医学对老年性痴呆症无特效药，因为没有任何药物可阻止大脑皮质的病变和阻止脑组织萎缩。足疗虽不能使已萎缩的大脑皮层康复，但可阻止萎缩的恶化。同时如能早期发现，早期干预，可阻止该病的发展。

刺激脑部神经系统反射区，目的是修复脑神经的功能，延缓脑神经的萎缩。

刺激免疫系统、肝反射区，可加强免疫功能，保护脑功能。

刺激生殖腺、肾上腺反射区主要是增强雄激素的分泌，利于该病的治疗。

【注意事项】

1. 老年性痴呆症晚期好诊断，但早期难以发现。所以足诊很重要，它可以及早告诉我们大脑萎缩情况，早期发现，早期干预。

2. 防止大脑萎缩，还要做其他的健脑保健，如梳头、揉耳垂、刺激手指等。

坐骨神经痛

坐骨神经痛是指沿坐骨神经通路及其分布区的疼痛。

坐骨神经痛分原发性与继发性两类。继发性又分根性和干性两种。

【病因】　原发性——又称坐骨神经炎，是指坐骨神经本身有病，原因未明，可能与流感、牙龋、鼻窦等感染有关。其病程短，预后良好。

继发性——是坐骨神经在其行程中遭受邻近组织病变的刺激或压迫引起。

按照病损部分分根性和干性坐骨神经痛两种。前者多见。

根性坐骨神经痛的病变部位在椎管内，如腰椎间盘突出症、腰椎骨

刺、腰椎结核、腰椎管狭窄、椎管内肿瘤等。

干性坐骨神经痛的病变部位在椎管外坐骨神经行程上,如骶髂关节炎、盆腔内肿瘤、妊娠子宫压迫、髋关节炎、臀部外伤。

【症状】 其疼痛部位位于腰部、臀部,并向股后及小腿后外侧、足外侧放射,沿坐骨神经有压痛;行走、活动及牵拉坐骨神经可使疼痛加剧。

【坐骨神经痛在足部的体征】 臀部及坐骨神经反射区触摸有气泡阳性物,疼痛。

【足疗与坐骨神经痛的关系】 足部有和坐骨神经相对应的坐骨神经反射区。

【足疗调理坐骨神经痛的处方】

$$\left\{\begin{array}{l} \text{基本反射区:肾、输尿管、膀胱、尿道} \\ \text{重点反射区}\left\{\begin{array}{l} \text{症状区}\left\{\begin{array}{l} \text{臀部及坐骨神经} \\ \text{原发病相对应反射区} \end{array}\right. \\ \text{相关区:髋、膝、骶尾骨} \end{array}\right. \end{array}\right.$$

【足疗对坐骨神经痛的作用】 对原发性的坐骨神经痛效果较好,"坐骨神经痛,刮按后跟得轻松。"

对继发性坐骨神经痛,先用足疗治原发性病。原发性病问题解决了,坐骨神经痛自然会消失。

刺激臀部及坐骨神经反射区,直接调节病症处,促使病症处的血液循环,缓解病症处的症状。

刺激原发病相对应的反射区可针对坐骨神经发病原因加以有目的性的调理。

刺激髋关节、膝关节、骶尾骨反射区,改善坐骨神经通路上与其相关器官的功能。

【注意事项】

1. 先要查明是原发性还是继发性坐骨神经痛。

2. 刺激的反射区一定要有酸痛感。不痛的原因有两个:

(1)神经传导差,足疗的效果也差。

(2)位置没找准。要反复刮试,找到最敏感点。

(3)加按小腿上的两个反射区,提高治疗效果。

①双腿内踝关节起,沿胫骨内侧缘上行至胫骨内髁上方凹陷处。

②双腿外踝关节起,沿腓骨外侧缘上行至腓骨外髁上方凹陷处。

3. 治疗中要有耐心,坚持就是胜利。

肋间神经痛

肋间神经痛是由一个或几个肋间神经分布区内的疼痛综合征。

【病因】　肋间神经痛分原发性和继发性。

原发性:见于青年或有贫血的中年妇女,缠绵不愈。

继发性:由肋骨及肋间软组织畸形、炎症、受寒、外伤等引起。另外,本病较多见的是由带状疱疹引起的病毒性肋间神经炎。

【症状】　肋间神经痛为肋间的浅表尖锐刺痛,并常在夜间疼痛加剧。出现针刺样甚至如刀割样疼痛。

肋间神经痛的疼痛呈带状分布,有时可放射到背部及肩部,在咳嗽、喷嚏或深呼吸时可诱发或加剧。

肋间神经痛的痛点常因压迫、炎症、刺伤或胸腔手术、乳房术后出现在相应的肋缘处。

【肋间神经痛在足部的体征】　肋骨反射区触摸有气泡阳性物,疼痛。

背部痛相对应外肋骨反射区。

前部痛相对应内肋骨反射区。

【足疗与肋间神经痛的关系】　足部有与肋骨相对应的反射区。

【足疗调理肋间神经痛的处方】

基本反射区:肾、输尿管、膀胱、尿道

重点反射区　症状区:肋骨(内、外)

相关区　肾上腺、胸椎

胸腺、上下身淋巴腺

【足疗对肋间神经痛的作用】　目前对肋间神经痛的常规治疗是药物止痛和封闭治疗,但效果不大,易反复。足疗中,通过找寻、刺激相对应的反射区上的痛点和阳性物,达到治疗的目的。足疗安全无副作用,治疗彻底。

刺激肋骨反射区，可放松肋间神经处的肌紧张，改善血循环，减轻疼痛。

刺激肾上腺反射区，起止痛、放松的作用。

刺激胸椎、胸反射区。

刺激胸腺、上下身淋巴腺，增强免疫功能。

【注意事项】

1. 在足部一定要仔细找寻到痛点和阳性物，这样才能事半功倍。

2. 足疗对肋间神经痛效果很好，往往一次就能有效，但不能见好就收，尤其是带状疱疹引起的肋间神经痛，一定要坚持一段时间，观察一段时间。

小儿脑瘫

脑瘫是脑组织由于各种原因受到损害引起的，是一种永久性存在的损害，但不是进行性加重的。长期的痉挛会引起肌肉萎缩、关节畸形等。

【病因】 引起脑瘫发生的原因很多，有80％的病人可以找到发病的原因，但有些找不出来。产前因素有怀孕早期受到感染或有害物质的刺激。生产过程中的因素包括生产中孩子出现窒息、产伤、颅脑出血、早产儿、胎儿体重过轻。出生后因素有新生儿重症感染、重症黄疸等。

【症状】 共有八种类型，其中痉挛型脑瘫比较常见。其典型的症状为：足跟不能落地，双脚内翻，膝关节屈曲不能伸直，双腿有交叉现象，肘及腕关节屈曲不能伸直，双手协调能力差，肌肉萎缩走路呈剪刀步子。

正常婴儿的运动发展规律是"二抬四翻六会坐，七滚八爬周会走"，即2～3个月抬头，4～5个月翻身，6～7个月会坐，8～9个会爬，11～15个月会站立和行走。出现下列情况时应高度怀疑是脑瘫：新生儿期肌张力低下，动作减少，喂奶时孩子吸吮无力，容易呛奶，换尿布时孩子的大腿外展张力及姿势异常，主动运动减少，出现异常动作，反射异常。双手总是攥拳，拇指总处于内收状态，托起孩子后双腿呈内收或交叉状态，一般正常孩子到4～5个月时见到喜欢的东西会伸手去抓，而脑瘫的孩子则不能去抓或总是一只手去抓。

脑瘫还会引起全身的异常,脑瘫患者有 $30\% \sim 50\%$ 会出现不同程度的智力障碍,会引起癫痫,视力障碍(斜视、弱视、眼球震颤),听力障碍,语言障碍(说话不连续,发音不清楚),生长发育缓慢,行为异常等。

【小儿脑瘫在足部的体征】 双脚脚底细纹特多,神经系统,运动系统,肝、脾、肾、胸淋巴腺都有软包块,痛感强烈拒按,足跟偏小。

【足疗与小儿脑瘫的关系】 婴幼儿出生后最初 2 年,尤其是出生后半年内,中枢神经系统发育最迅速,可塑性最强,代偿能力最好,是脑发育的关键时期,这时如能提供良好的刺激,对脑结构和功能的发育有重要影响,能发挥其最大的潜能。

足部有相对应的大、小脑反射区和神经系统。

【足疗调理小儿脑瘫的处方】

全足:62 个反射区

重点反射区 —— 症状区:大脑、小脑脑干、脊椎
—— 相关区 —— 甲状腺、脾、肺、肾
—— 免疫系统

【足疗对小儿脑瘫的作用】 原来一直没被大家认识的反射疗法治疗脑瘫是一种安全、有效的方法。它没有因药物引起的副作用,也没有因手术带来的创伤,而是通过刺激脑部相对应的反射区来修复脑神经,尤其是使脑瘫病主要累及的脑干、基底节、小脑、大脑皮质运动区等神经元得到修复,从而使患儿的运动系统得到康复。

刺激甲状腺可促进神经和骨骼的发育。

脑瘫患儿中早产儿的比率高,因早产儿由于机体抵抗力差,各种脏器发育不完善,功能尚不健全,容易生病。

而反射疗法对调节小儿的免疫机能,调节小儿的脾、肾和肺等功能有很好的作用。

【注意事项】

1. 确诊后再做足疗。

2. 小儿年龄越早实施足反射疗法效果越好。

3. 欲速则不达,足疗坚持的时间应越长越好。

4. 除了足疗，还要坚持四肢的运动，多爬、多走。

5. 做完足疗每只脚再扳脚(上下)各100次。

不宁腿综合征

不宁腿综合征，又称不安腿综合征，其主要临床表现为夜间睡眠时，双下肢出现极度的不适感，迫使患者不停地移动下肢或下地行走，导致患者严重的睡眠障碍。

【病因】　不宁腿综合征病因比较复杂，西医上病因尚不明，下列因素据认为可能与发病有关。

1. 遗传因素　有些学者认为发病与遗传因素有关，有43%患者的亲属中有类似疾病。据询问，我这个病人的弟弟也有症状，但比她要轻。据她回忆，她弟媳经常抱怨家里的床单脚那边的地方常常被磨破，不知什么原因，现在分析很有可能是晚上脚不停摩擦而导致的(她弟已去世，无法求证。)

2. 局部缺血学说　该病多在安静休息时发生，长期在寒冷环境中工作也会发病，经活动、按压、捶打局部肌肉或应用血管扩张剂后常可缓解症状。部分患者肢体血流图检查也显示血流量减低。根据上述事实，不少学者认为本病是由于局部组织血液循环障碍，导致组织缺氧及代谢产物蓄积所致。

3. 内分泌因素　该病在妊娠妇女中也很常见。有人对486例新近分娩妇女做回顾性诊断，发现有11.3%患本病。有报道，27%妊娠妇女有该病表现。

4. 代谢与营养障碍　重症不宁腿综合征大多并发于糖尿病、尿毒症、乙醇中毒、癌肿、高胆固醇血症及血卟啉病等，因此有人认为可能为代谢障碍引起的代谢性末梢神经病。还有人认为与贫血和缺铁有关。

5. 其他病因　下肢部分静脉血栓形成和曲张、部分胃切除、服用吩噻嗪类和巴比妥类药物、有焦虑或抑郁等精神因素等，据报道均与本病存在一些关系。我有个病人有较为严重的下肢部分静脉曲张，并曾做过下肢静脉结扎术。

【症状】

1. 异常感觉　由于肢体的难以形容的不适感,导致有运动肢体的强烈愿望,主要是下肢。这些异常感觉常发生在肢体的深部,而不是在表面,如皮肤。

2. 运动症状　患者不能入睡,不停运动肢体以缓解异常感觉。其主要表现为来回走动、不停晃动或屈曲伸展下肢、或者在床上辗转反侧。

3. 症状在休息时加重,活动可以暂时缓解。

4. 症状在夜间加重,深夜达到高峰。

【不宁腿综合征在足部的体征】　小脑脑干反射区有气泡和软块阳性物。

【足疗与不宁腿综合征的关系】　不宁腿综合征属神经系统疾病,足部有神经系统的反射区。

【调理不宁腿综合征的足疗处方】

基本反射区:肾、输尿管、膀胱、尿道

重点反射区
{
　症状区:小脑脑干、大脑、膝
　相关区
　{
　　神经系统:大脑、小脑脑干、脊椎
　　免疫系统:上下身淋巴腺等
　　内分泌系统:垂体、肾上腺、甲状腺等
　}
}

【足疗对不宁腿综合征的作用】　患者感觉不适的地方主要在膝关节及膝关节周围,其次本病在静止情况下会有抖动等不适,尽管现代医学还不知该病的病理和病因,但目前西医用药多巴胺,和帕金森病用药相似,所以用足疗调理帕金森病的方法来调理不宁腿综合征,因而大脑和小脑脑干反射区是重点。

因为病因不宁腿综合征不仅与神经系统有关,还与内分泌系统和免疫系统有关,所以这些相关脏器都要刺激。

足疗调理不宁腿综合征无药物带来的副作用,安全、有效。

【注意事项】

1. 遇到像膝部不适一定要找清原因,不能头痛医头,脚痛医脚,像不宁腿综合征尽管是膝部不适,但它是神经系统疾病,足疗调理上神经系统反射区是重点,要重点刺激。

2. 保持良好的心态,抑郁和焦虑情绪会加重不宁腿综合征的症状。

3. 很多患者觉得天气变凉和气候潮湿会加重不宁腿综合征的症状,所以晚间睡眠时应保持温暖的环境。每天睡前泡脚半小时,在室内温度不冷的条件下,灸灸膝部和足三里,帮助改善腿部的血液循环和营养状态,缓解症状。

4. 尼古丁、咖啡因等物质具有兴奋神经系统的功能,这些可能会加重不宁腿综合征症状,所以要尽量避免。

5. 要注意加强腿部运动,如散步、慢跑、下蹲、踢腿等,有助于改善不宁腿综合征症状,但一定要适度,不能太疲劳。

二、足疗与运动系统疾病

1. 解剖位置　运动系统有骨骼、关节、肌肉组成。

骨骼:全身有206块骨骼构成。

关节:上肢关节、下肢关节、椎体间关节等。

肌肉:骨骼肌。

2. 生理功能　三者构成人体支架和轮廓,对人体有保护和支持功能,并在神经系统的支配下进行活动。

3. 运动系统反射区的组成　颈椎、胸椎、腰椎、骶尾骨、臀部及坐骨神经、肩、肩胛骨、肘、髋关节、膝、斜方肌、肋骨。

4. 运动系统的常见病　颈椎病、腰椎间盘突出症、股骨头坏死、肩周炎、膝关节炎、肘关节炎。

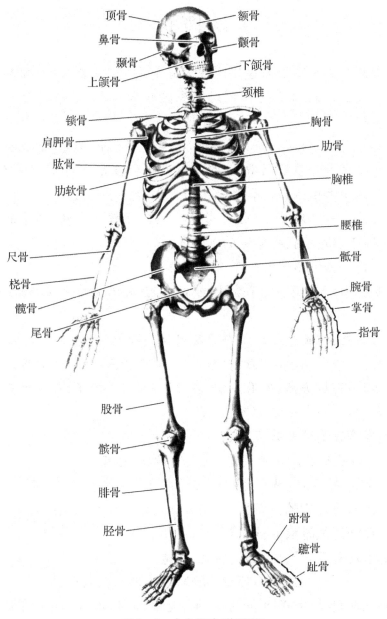

顶骨　　额骨
鼻骨　　颧骨
颞骨
上颌骨　　下颌骨
颈椎
锁骨　　胸骨
肩胛骨　　肋骨
肱骨
肋软骨　　胸椎
腰椎
尺骨
桡骨　　骶骨
髋骨
尾骨　　腕骨
掌骨
指骨
股骨
髌骨
腓骨　　跗骨
胫骨　　蹠骨
趾骨

图 2-3　全身骨骼（前面观）

颈 椎 病

颈椎病是由于颈椎间盘退变导致颈脊神经、颈髓、椎动脉和交感神经受刺激或压迫而出现的一系列临床症状和体征,是中老年人的常见病、多发病。

【病因】 颈椎椎体间的椎间盘,发生了退化性改变,造成相邻上下椎体间的松动和骨质磨损增生,导致椎间孔和椎管狭窄、压迫神经根,引起椎旁软组织无菌性炎症和肌痉挛而产生的一系列症状。

诱发因素是年龄因素、慢性劳损、外伤、咽喉部炎症、颈椎的先天畸形、代谢因素、精神因素、寒冷的刺激等。

【症状】 根据不同的分型有不同的表现。

神经根型:颈、肩、上臂等处酸痛,还会有沿颈脊神经节段走向的疼痛。

椎动脉型:眩晕、呕吐、出冷汗及视物不清等。

脊髓型:四肢麻木、乏力、步态不稳、肌肉紧张、大小便失控。

交感神经型:头痛、失眠多梦、易出汗、血压上或下、心律不齐等。

混合型:以上表现都有可能出现。

【颈椎病在足部的体征】

1. 颈椎反射区触摸有气泡、软块阳性物,疼痛。

2. 颈项、斜方肌、肩胛骨反射区触摸有气泡阳性物,疼痛。

【足疗与颈椎病的关系】 足部有和颈椎相对应的颈椎反射区。

【足疗调理颈椎病的处方】

基本反射区:肾、输尿管、膀胱、尿道

重点反射区 {
症状区:颈椎、颈项、斜方肌、肩、肩胛骨
相关区:小脑脑干、大脑、肾上腺、胸腺、上身淋巴腺、骶尾骨、胸椎
}

【足疗对颈椎病的作用】 刺激足部的颈椎、颈项、斜方肌、肩、肩胛骨、肾上腺反射区可以改善颈部的血液循环,镇痛,消炎,缓解颈部疼痛等。

刺激胸腺、上身淋巴腺反射区,可起到消炎,提高免疫功能,避免药物消炎对脏器带来的副作用。

刺激骶尾骨和胸椎反射区,起上下肢对应调理和投影作用。

【注意事项】

1. 患颈椎病要注意休息。急性颈椎病休息可使软组织损伤修复。慢性颈椎病休息可减轻炎症反应。

2. 处方适合任何一种类型的颈椎病,但对不同类型的颈椎病可根据不同的症状再增加反射区。

3. 足疗对颈椎病很有效,开始颈椎反射区疼痛明显,须坚持足疗。

腰椎间盘突出症

腰椎间盘突出症是因椎间盘变性,纤维环破裂,髓核突出刺激或压迫神经根、马尾神经所表现的一种综合征。

【病因】

1. 椎间盘退行性改变　是本病的最基本因素。随着年龄增长,髓核和纤维环的含水量减少,使髓核张力下降,失去弹性,纤维环松弛变薄,在一些外力作用下,纤维环破裂,髓核突出。

2. 损伤　慢性劳损是加速椎间盘变性的主要原因,也是椎间盘突出的诱因。另外,一次性暴力作用,可造成椎间盘突出。骨质疏松也会造成椎间盘突出。

【症状】

1. 疼痛　多为单侧,多数患者在外伤着凉或过度疲劳后先感腰部酸痛或钝痛。经休息后疼痛减轻或自愈,劳累后又加重。逐渐出现下肢放射性神经痛,其疼痛先从臀部开始,然后放射至大腿后侧,小腿外侧,足背及足趾。可出现麻木等感觉。咳嗽、打喷嚏、屏气用力、站立过久可使疼痛加重。腿痛出现腰痛减轻。

2. 影响二便　有些患者由于髓核脱出游离在椎管内,压迫会阴部的马尾神经,产生大小便障碍、会阴部感觉减退或性功能障碍等。

3. 走姿改变　有些患者由于髓核压迫神经根时间太长,会出现下肢肌肉萎缩,踝部及足部运动障碍,行走时姿势拘谨,重者可表现为跛行。

【腰椎间盘突出症在足部的体征】 腰椎反射区触摸有气泡、软块阳性物,疼痛。

【足疗与腰椎间盘突出症的关系】 足部有与其相对应的腰椎反射区和坐骨神经反射区。

【足疗调理腰椎间盘突症的处方】

基本反射区:肾、输尿管、膀胱、尿道

重点反射区 ┤ 症状区:腰椎、臀部及坐骨神经、膝
相关区:肾上腺、脾、上下身淋巴腺

【足疗对腰椎间盘突出症的作用】 刺激腰椎、臀部及坐骨神经、骶尾骨、髋、膝反射区和相关区的肾上腺、脾、上下身淋巴腺反射区,可改善腰部的血液循环,消炎止痛。

足疗治疗腰椎间盘突出症是刺激的足部反射区,而不是直接作用在腰部,比较安全,尤其是对骨质疏松的患者,足疗更显优势。

【注意事项】

1. 腰椎间盘突出症的患者最好卧硬板床休息。

2. 注意保暖、避风寒。

3. 避免脊柱创伤和慢性腰部劳损,弯腰搬重物时要注意姿势。

4. 加强腰部锻炼,纠正各种不良姿势。

股骨头坏死

股骨头坏死是指股骨头的骨组织(骨细胞、骨髓)由于缺乏血液供应而坏死,所以又称为缺血性坏死。股骨头坏死的严重后果为股骨头塌陷,髋关节损伤造成终生残废。

【病因】 是由于各种致病因素破坏了股骨头血液供应而引起的股骨头坏死。

(1)外伤:股骨颈骨折、股骨头挤压性损伤等。

(2)大量饮酒:过量饮酒使脂肪代谢紊乱造成股骨头血管的栓塞。

导致血循环障碍。

（3）激素：长期使用激素，主要是指糖皮质类固醇激素，如泼尼松、地塞米松之类，在临床上运用很广，但它所带来的副作用也是明显的，如骨质疏松，动脉血管阻塞，骨细胞、骨髓细胞发生坏死等。

（4）继发疾病引起：骨质疏松、糖尿病、红斑狼疮、类风湿关节炎、痛风等。

另外，髋关节先天性发育不良、原因不明的股骨头坏死。

【症状】　早期仅有轻度的髋痛，休息后可自动缓解，过几天再出现，X线检查不出，CT检查60%可确诊。

中期症状明显，患侧肢体沉重，疼痛呈进行性加重，髋关节活动范围受限，抬腿、下蹲、穿鞋困难，走路跛行。X线检查可显示股骨头轻度变扁，出现坏死区。

晚期间歇性疼痛加重，髋关节活动大幅度受限，外展内收抬高下蹲均严重受限，明显跛行，肌肉萎缩，下肢无力，甚至丧失劳动能力。X线检查股骨头塌陷明显，坏死区增大。

【股骨头坏死症在足部的体征】　髋关节反射区触摸有气泡阳性物，疼痛。

【足疗与股骨头坏死症的关系】　足部有与股骨部相对应的髋关节反射区。

【足疗调理股骨头坏死症的处方】

基本反射区：肾、输尿管、膀胱、尿道

重点反射区 ｛ 症状区：髋、腰椎、骶尾骨、膝
　　　　　　相关区：内分泌系统——垂体、甲状腺、生殖腺等

【足疗对股骨头坏死症的作用】　足疗治疗股骨头坏死症是刺激相应的髋关节和腰椎、骶尾骨、膝等器官的反射区，促进血液循环。特别是促进股骨头及周围组织的新陈代谢，修复由缺血性引起的股骨头坏死，从而达到股骨头停止坏死→改善临床症状→死骨吸收代之新骨生长→髋关节功能的改善→直至恢复运动功能。

刺激内分泌系统反射区，调节内分泌功能，增强生长激素的分泌和消炎作用，加快疾病的康复。

【注意事项】

1. 关键是早期发现,早期干预,预后良好。

2. 足疗对该病能预防和早期发现,对早期和中期的治疗效果较明显,对晚期的疗效是缓解。

3. 足疗的调理要坚持一段时间,在取得疗效后还要坚持足疗保健。

4. 早期患者可自己操作足疗,中晚期患者应由他人帮助足疗调理。

肩周炎

肩周炎全称肩关节周围炎,又名粘连性关节囊炎、冻结肩、露肩风、五十肩等,是肩关节周围肌肉、肌腱、滑囊及关节囊的慢性、损伤性、无菌性炎症。

【病因】 肩周炎的发生与肩周围软组织退行性变有关。它们失去弹性、水肿,发生无菌性炎症、粘连、瘢痕化,产生酸痛、活动受限等。

产生肩周围软组织退行性变的原因大致有长期过度活动、局部受湿受寒、上肢外伤后肩部固定过久等。

【症状】 主要是肩关节周围的疼痛。临床上常将其病程分为急性期和缓解期。

急性期疼痛剧烈,时间为 1～2 个月。

缓解期多在发病 2 个月以上,疼痛减轻,但肩关节活动受限,重者肩关节周围出现肌肉萎缩。

肩周炎有自愈倾向,病程需 2 年左右,但若不配合治疗,即使自愈也将遗留不同程度的功能障碍。

【肩周炎在足部的体征】 肩反射区上生茧,肩胛骨、斜方肌反射区触摸有气泡,疼痛。

【足疗与肩周炎的关系】 足部有与肩关节相对应的肩反射区。

【足疗调理肩周炎的处方】

基本反射区:肾、输尿管、膀胱、尿道

重点反射区
- 症状区:肩、肩胛骨、斜方肌
- 相关区
  - 颈椎、颈项、肾上腺
  - 内分泌系统:垂体、甲状腺、生殖腺
  - 免疫系统:胸淋巴腺、上身淋巴腺等

【足疗对肩周炎的作用】 刺激肩、肩胛骨、斜方肌反射区,起到减轻疼痛、加速炎症的吸收的作用。

肩周炎好发五十岁左右年龄,是步入更年期时期的常见病。刺激内分泌系统、免疫系统有助于改善更年期状况、提高防御能力,从而促进血液循环和炎症吸收,减轻疼痛,加快康复。

【注意事项】

1. 足疗是被动运动,再配合主动运动,防止肩部组织粘连和肌肉萎缩,预防关节活动受限,减少后遗症。

2. 急性期疼痛剧烈,这时期要制动,少动,多休息,不提重物。缓解期疼痛减轻,这时期要多动,而且要多动痛手,锻炼幅度要大。

3. 足疗治肩周炎最好在急性期就开始,缓解期仍要坚持做,直到康复。

膝关节炎

膝关节炎,准确地说应该叫膝部骨关节炎,是一种常见的、慢性发展的关节疾病,也是一种非炎症性疾病。该病的病理表现主要是关节软骨纤维化、退行性变和新骨形成,导致骨端硬化和周围骨赘的形成,最终出现骨膜、关节囊的瘢痕化、邻近肌肉的萎缩,甚至关节不稳定、半脱位、屈曲性挛缩。

成年人临床上有中度或严重膝部关节炎者约8%,超过60岁的人们,男性约有15%、女性约有25%具有症状性骨关节炎。

【病因】 自然退化、膝关节负荷过重、创伤、不正确的姿势和活动、骨刺等。

【症状】 常见为关节疼痛,常在活动后加剧,休息后减轻。随着病程的延长,疼痛时间加长,以至于不能下蹲、上下楼困难或突然无力而摔倒。有晨僵,但晨僵时间不如类风湿关节炎长。髌骨边缘、髌骨下有压痛,伸膝位挤压或推动髌骨可有摩擦感,伴疼痛,严重时关节腔内可有积液,病程长者有股四头肌萎缩。

【膝关节炎在足部的体征】 膝关节反射区触摸有气泡、软块阳性物,疼痛。

【足疗与膝关节炎的关系】 足部有膝关节相对应的膝关节反射区。

【足疗调理膝关节炎的处方】

基本反射区:肾、输尿管、膀胱、尿道

重点反射区 ｛ 症状区:膝、臀部及坐骨神经

相关区:肾上腺、上下身淋巴腺甲状旁腺、甲状腺

【足疗对膝关节炎的作用】 膝关节的感觉神经来自于坐骨神经,刺激膝、臀部及坐骨神经反射区,增加膝关节周围血液循环,促进消肿和炎症的消退,有助于止住膝关节附近的疼痛。

刺激肾上腺、上下身淋巴腺反射区,起消炎止痛的作用。

刺激甲状旁腺和甲状腺可对老年人的骨质疏松起调理作用,更好地防止或调理因骨质疏松引起的膝痛。

【注意事项】

1. 膝关节损伤如关节韧带、关节滑囊、半月板裂伤等都适用该处方。

2. 膝反射区是半圆形的区域,一定要做全,能找到痛点效果会更好。

3. 超重的人易患该病,因此把体重降低非常重要。

4. 膝部疼痛有的与先天性扁平足有关,所以足疗同时再使用矫形鞋垫会减轻膝痛。

肘关节炎

打网球时,引起肘关节痛,称为"网球肘",或肘关节炎。其实不一定要打网球,肘关节劳累、外伤均会引起肘关节痛。肘关节炎是指肱骨外上髁、桡骨头、尺骨间的关节韧带受伤的无菌性炎症,所以又称"肱骨外上髁炎"。本病好发于家庭主妇、瓦匠、网球及羽毛球运动员以及前臂劳动强度大的工人。

【病因】 肘关节由肱骨下端、桡骨小头和尺骨上端组成,属复合关节。肘关节周围有内外侧韧带及伸屈肌和旋前旋后肌群包裹附着,肘关

节活动范围较大而频繁,故受损的机会亦多。比如跌倒时手掌着地,肘关节处于过度外展伸直位,而导致关节囊韧带或肌腱等的损伤。所以,肘关节炎大多有前臂伸肌群反复牵拉刺激的劳损史。

【**症状**】 肘关节外侧酸痛,前臂无力持物或握拳。初起在劳累后偶感肘外侧疼痛,迁延日久则逐渐加重,某些动作如端水瓶、拧毛巾、洗衣、扫地时均感乏力。症状较重者,疼痛可向上臂或前臂放射。但在休息时,疼痛明显减轻或无症状。肘关节周围有明显压痛,局部多不红肿,但痛程长者偶有肌萎缩。

【**肘关节炎在足部的体征**】 肘反射区触摸有气泡阳性物,疼痛。

【**足疗与肘关节炎的关系**】 足部有与肘关节相对应的肘关节反射区。

【**足疗调理肘关节炎的处方**】

基本反射区:肾、输尿管、膀胱、尿道

重点反射区 { 症状区:肘

相关区:肾上腺、上下淋巴腺

【**足疗对肘关节炎的作用**】 刺激肘反射区,使肘关节附近血液循环好转,活血化瘀,消炎止痛。

刺激肾上腺反射区有抗炎止痛的作用。

刺激上下身淋巴腺反射区起消炎、增强免疫力作用。

【**注意事项**】

1. 足疗的同时,患者要尽量休息患肢。

2. 肘关节与膝关节相对应,可刺激足部膝反射区,也可在人体的膝关节处找痛点并加以刺激。

三、足疗与呼吸系统疾病

1. 解剖位置 呼吸系统由呼吸道和肺两部分组成。

呼吸道:是气体进出肺部的通道,由鼻、咽喉、气管、支气管及其分支组成。

肺:是呼吸系统最重要的器官,是机体与外界进行气体交换的重要场所。

$$\begin{cases} 鼻、咽、喉——称上呼吸道 \\ 气管、支气管及其分支——称下呼吸道 \end{cases}$$

2. 生理功能　实现机体与外界环境之间的气体交换。

3. 呼吸系统反射区的组成　鼻、喉、气管及食管、肺及支气管、膈肌、肋骨、胸。

4. 呼吸系统的常见病　普通感冒、慢性支气管炎、肺气肿、老年性肺炎、肺结核、慢性单纯性咽炎、睡眠呼吸暂停综合征。

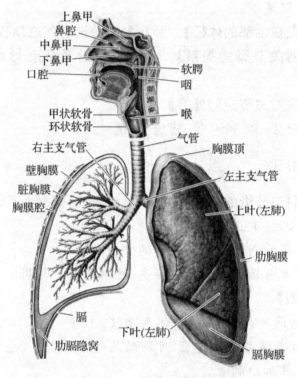

上鼻甲
鼻腔
中鼻甲
下鼻甲
口腔
软腭
咽
甲状软骨
环状软骨
喉
右主支气管
气管
胸膜顶
壁胸膜
左主支气管
脏胸膜
胸膜腔
上叶(左肺)
肋胸膜
膈
下叶(左肺)
肋膈隐窝
膈胸膜

图 2-4　呼吸系统概观

普通感冒

普通感冒,俗称伤风,是指上呼吸道受病毒感染引起的病症(注意不要和流感相混淆)。

【病因】　普通感冒有 90% 以上都是由病毒引起的。那么有人会说,我受凉就感冒了,怎么会是病毒引起的呢? 其实,每个人上呼吸道都有病毒的存在,受凉只是个诱因。这种诱因有很多,如受凉、受热、淋雨、过度疲劳、营养不良等。当这些诱因促使人体免疫功能降低时,潜伏的病毒就会趁机兴风作浪,具体表现就是感冒了。

普通感冒既然是上呼吸道病毒引起的,那么治疗应该是针对病毒的治疗,而抗生素对感冒的治疗是无效的。常规的治疗也只是解决症状而已,例如:退热、止痛、止咳嗽和除鼻涕等,是治症状而不是治感冒本身。约一周时间,人体产生抗体,所以即使不用药,休息＋喝水,感冒也能自愈,就是这个道理。但感冒后,抵抗力降低,须防并发症。

【症状】 普通感冒的潜伏期为 1 天左右。开始时病变只在鼻咽喉部,引起鼻塞、流鼻涕、打喷嚏、咽痒、喉痛。当病变侵及声带、气管时,病人就会出现声音嘶哑、咳嗽、胸闷等症状。此外,病人常感头昏头痛,全身酸痛,发热,四肢乏力,胃口不好。如无并发症,一般 3～7 天后症状消失。

并发症主要有气管炎、支气管炎、副鼻窦炎、中耳炎、喉炎、肺炎等。

【普通感冒在足部的体征】

1. 前额、鼻、小脑脑干、三叉神经、咽喉、肺及支气管触摸有气泡阳性物,疼痛。

2. 免疫系统反射区触摸有气泡阳性物,疼痛。

【足疗与普通感冒的关系】 足疗调理普通感冒作用有三点。

1. 改善因感冒引起的症状 减轻流鼻涕的鼻反射区,减轻头痛的三叉神经、大小脑和脑干等反射区,有改善咳嗽的肺、支气管和胸椎反射区,有退烧的肾上腺反射区等。

2. 感冒最后的康复主要是依赖患者体内自身的抗病能力和修复能力。足部有增强免疫功能的扁桃腺、脾、胸腺、上下淋巴腺等。

3. 感冒以后要大量饮水,起排毒作用。足部同样有起排毒作用的反射区,即肾、输尿管、膀胱和尿道。

【足疗调理普通感冒的处方】

基本反射区：肾、输尿管、膀胱、尿道

重点反射区
- 症状区：鼻、前额、咽喉及气管、肺及支气管、大脑、小脑、脑干、三叉神经
- 相关区
  - 肾上腺
  - 免疫系统：扁桃腺、胸淋巴腺等

【足疗对普通感冒的作用】 刺激肾、输尿管、膀胱、尿道基本反射区非常重要，因为这四个反射区是相对人体的排泄系统，能够排除人体的毒素。

刺激症状区，减轻感冒引起的症状。

刺激肾上腺起抗炎脱敏作用。

刺激相关区起到增强全身抵抗力的作用，从而尽快使感冒痊愈。

【注意事项】

1. 增强抵抗力，减少诱因。

2. 有些病早期表现似感冒，如麻疹、流脑、肝炎、伤寒等，要区分。

3. 老人和孩子感冒要重视，防止转为肺炎及其他并发症。

慢性支气管炎

慢性支气管炎是指气管、支气管黏膜及其周围组织的慢性非特异性炎症。临床上有一诊断指标：每年持续 3 个月的总咳嗽时间，连续 2 年以上的发作经历，可伴有咳痰或有气喘，遇寒冷季节复发。

所以它的特点是反复发作，大多在冬季，也有的长年存在，不分季节，最后并发肺气肿、肺心病等。

【病因】 内因：遗传因素，自主神经功能失调，过敏因素，感染因素，内分泌失调，抽烟。外因：空气污染、气候变化等。

【症状】 咳、痰、炎、喘四症。开始多在冬季咳嗽，咳痰呈黏液性。慢慢地咳嗽逐年加重，一般在早晨和夜间症状明显，每当气候突变或感冒时病情加重。痰量也逐渐增多。痰由黏液性变为黏脓性。当炎症侵犯小支气管时，由于管壁增厚、分泌物阻塞或因过敏因素引起支气管痉

挛,管腔变细,此时患者除了咳嗽、咳痰外,还出现喘息症状。

老年人患病多,病程长,是老年的常见病。50 岁以上患病率＞15％。随年龄增长,患病率更高。

【慢性支气管炎在足部的体征】 支气管反射区颜色变深,有竖条样纹路,触摸疼痛,有气泡阳性物。

【足疗与慢性支气管炎的关系】 根据该病的病因,我们就可寻其与足疗的关系。

自主神经功能失调:足部有相对应的神经系统。

过敏感染因素:足部有相对应的免疫系统。

内分泌失调:足部有相对应的内分泌系统。

空气污染因素:足部有相对应的呼吸系统。

【足疗调理慢性支气管炎的处方】

全足:62 个反射区

重点反射区 — 症状区:鼻、肺及支气管、膈肌、咽喉及气管

相关区 — 神经系统:大脑、脊椎、腹腔神经丛
内分泌系统:垂体、甲状腺、肾上腺
免疫系统:扁桃腺、胸淋巴腺、脾等

【足疗对慢性支气管炎的作用】 慢性支气管炎是慢性病,可因其他系统的影响而发病,反之,也会因长期反复发作而影响其他脏器,所以,需进行人体的全身调整。

刺激全足反射区起调整人体整体功能的作用。

根据病因刺激相关区。

刺激免疫系统的反射区,提高人体的免疫力。

【注意事项】

1. 平时要积极锻炼身体,提高免疫力,预防感冒。

2. 吸烟者要戒烟。防止被动吸烟。

3. 冬病夏治。在夏天就要做足疗,提高免疫力,对冬天预防和减轻慢性支气管炎的复发起关键作用。

肺 气 肿

肺气肿全称为慢性阻塞性肺气肿,是指在小气道阻塞的基础上,肺脏的终末支气管的远端(细支气管、肺泡管、肺泡)膨胀破裂合并成大空泡,导致肺组织弹性回缩力减弱,使肺容积增大,肺功能减低的慢性肺部疾病。

【病因】

1. 肺气肿发生率以老年人居高,这可能与老人长期咳嗽,胸廓、骨骼均有老化改变等有关,胸廓前后径增加,呈桶形,肺弹性和回缩力均减退,肺泡内的气体不能排出而引起肺气肿。

2. 肺气肿继发于慢性支气管炎、支气管哮喘、支气管扩张、矽肺、肺结核等病,老年人患以上肺部疾病较多,继发成了肺气肿。

3. 老年人长期患病、年老体弱、营养不良、机体免疫力低下,在空气污染、天气变化等诱因下,患上呼吸道感染,治疗不彻底,长期咳嗽,肺内压增加,转为慢支等再变成肺气肿。

4. 遗传因素。

【症状】 本病起病缓慢,主要症状是呼吸困难和发绀。

早期有咳嗽、咳痰或哮喘等慢性呼吸道疾病的症状。仅在活动时或劳动时出现呼吸困难。

以后逐渐加重,最后坐卧时也呼吸困难并出现发绀。

反复有呼吸道感染,每当感染,则有畏寒、发热、咳嗽、咳脓痰等症状,使呼吸困难和发绀加剧。

【肺气肿在足部的体征】

1. 肺反射区呈现淤血样颜色,触摸疼痛。

2. 胸淋巴腺反射区肿胀。

3. 双足足背肿胀。

【足疗与肺气肿的关系】 足部有与肺脏相对应的肺反射区及呼吸系统反射区。

【足疗调理肺气肿的处方】

基本反射区:肾、输尿管、膀胱、尿道

重点反射区 { 症状区:鼻、气管、肺及支气管

相关区:垂体、肾上腺肾、免疫系统(扁桃腺、胸淋巴腺、脾等)

【足疗对肺气肿的作用】 刺激鼻、气管、肺及支气管这些呼吸系统反射区是对症调理,促进肺脏的调和,改善肺泡表面的血循环而促使病况得以改善。

刺激垂体、肾上腺反射区能止喘、抗炎,起到口服激素药的作用但没口服激素药的副作用。

刺激肾反射区可顺和呼吸,减轻症状。

刺激免疫系统反射区,可增强抵抗力,减少呼吸道感染,减少肺气肿的诱发因素。

【注意事项】

1. 足疗对肺气肿初期治疗效果明显,坚持足疗必有成效。

2. 足疗对重症或晚期的肺气肿也有疗效,但时间不能过长,力度要轻。每只脚的足疗时间控制在 10 分钟,及时观察患者的状况,作相应的调整。

老年性肺炎

老年肺炎是指老年人肺内患炎症。由于老年人机体免疫功能低下,加上常伴有呼吸系统慢性病,易引起呼吸道感染,导致肺泡等处炎性改变,而诱发肺炎。

【病因】 老年肺炎的病因众多,主要有:

1. 全身免疫机制的降低和呼吸系统局部免疫力的下降。

2. 老年人呼吸系统慢性病如慢性支气管炎、肺结核等,容易继发呼吸道感染。

3. 老年人患糖尿病和恶性肿瘤多,易并发肺炎。

4. 老年人因脑血管意外、外伤(如股骨颈骨折)、衰老而卧床不起,

易发生吸入性肺炎。

5. 老年人易患胃食管反流症,增加了吸入性肺炎的机会。

6. 老年人患病住院机会多,院内感染,称为获得性肺炎(交叉感染)。据报道院内感染者占肺炎人数的 70%,不得不引起我们的注意。

【症状】 老年肺炎不像青壮年的肺炎发病急骤,临床症状、体征都不太典型。

老年肺炎较突出的症状为乏力、失眠、烦躁、嗜睡、幻觉、记忆力减退等精神症状。逐渐发展才有胸闷、气急、呼吸困难和发绀。

【老年肺炎在足部的体征】 肺、膈肌反射区触摸有气泡阳性物,疼痛。

【足疗与老年肺炎的关系】 足部有与肺脏相对应的肺反射区及呼吸系统反射区。

【足疗调理老年肺炎的处方】

基本反射区:肾、输尿管、膀胱、尿道

重点反射区 {
症状区:鼻、气管、肺及支气管、膈肌

相关区 {
消化系统:胃、肝胆、大小肠等
内分泌系统:垂体、甲状腺、胰等
免疫系统:扁桃腺、胸淋巴腺、脾等
}
}

【足疗对老年肺炎的作用】 足疗对老年肺炎起预防以及康复期的辅助治疗作用。

刺激鼻、气管、肺及支气管、膈肌反射区是对症调理,目的提高呼吸系统及肺局部的功能,从而防止呼吸道感染。

刺激消化系统和内分泌系统的反射区是帮助调理一些慢性病,从而减少老年肺炎的诱因,少发病。

刺激免疫系统反射区可提高机体的免疫功能,从而减少发病及促进肺炎病后的恢复。

相关区应根据病因刺激相对应反射区。

【注意事项】

1. 老年肺炎是老年常见的死亡原因之一,一旦发生,尽快送医院治疗,足疗只能起到恢复期的辅助治疗作用,切记。

2. 足疗能起到提高免疫力,预防肺炎的发生。这是我把老年肺炎作为呼吸系统病案讲解的目的所在。

肺 结 核

肺结核病是由结核杆菌引起的一种呼吸系统的慢性传染病。当结核杆菌侵入肺脏后,引起肺组织渗出性、变质性、增殖性病理变化。

【病因】 当结核病人咳嗽、打喷嚏时,结核菌随唾沫飞扬在空气中,病人随地吐痰,痰干燥后,结核菌随尘土飞扬。人就有可能吸入附有结核菌的尘土和飞沫。当人体免疫功能低下时,结核菌就有可能在人体肺组织内引起结核病灶。

【症状】 主要有咳嗽、咳痰、咯血、低热、胸痛、气急、食欲不振等。

【肺结核在足部的体征】 肺反射区触摸有颗粒状阳性物。

【足疗与肺结核的关系】 足部有与肺脏相对应的肺反射区及免疫系统反射区。

【足疗调理肺结核的处方】

基本反射区:肾、输尿管、膀胱、尿道

重点反射区 {
症状区:肺及支气管
相关区:免疫系统——扁桃腺、胸淋巴腺、脾、上下身淋巴腺等肾上腺
}

【足疗对肺结核的作用】 刺激肺及支气管反射区能增强呼吸道的血液循环,改善呼吸道营养状况,促进炎症吸收和炎性产物的排出。

是否患肺结核,人体的免疫力占主要地位。刺激免疫系统能提高机体的免疫力,少发病或不发病。

刺激肾上腺起抗炎脱敏作用。

【注意事项】

1. 病因两个,一是传染途径,一是免疫力低。所以,预防肺结核要做到切断传染源,增强抵抗力。

2. 早期发现,早期干预。足部的体征可帮助早发现病情,另外连续咳嗽 2 周以上,做结核菌感染的检查。

3. 足疗起辅助治疗作用,可帮助提高免疫力和改善肺功能,再加用杀灭结核菌的药物,有利于治疗疾病。

慢性单纯性咽炎

慢性单纯性咽炎为咽黏膜的慢性炎症,多因急性咽炎反复发作或治疗不彻底,以及邻近器官病灶刺激如鼻窦炎、扁桃体炎、鼻咽炎、气管炎等引起。烟酒过度,粉尘及有害气体刺激亦为常见病因。此病常为上呼吸道炎症的一部分,成年人多见,一般病程较长,症状顽固,不易治愈。

【病因】

1. 急性咽炎反复发作的人。

2. 各种鼻炎患者,慢性扁桃体炎等引发咽炎。

3. 喜欢烟酒的人,经常处于疲劳状态的人,精神压抑的人,工作环境不佳的人,缺乏阳光照射的人,对冷热、潮湿、干燥等不良刺激适应能力差的人。

4. 教师,营销员,歌唱家等职业用嗓疲劳者。

5. 有时贫血,反流性食管炎等消化系统疾病也会引起咽炎。

【症状】

1. 有异物感、干燥、发痒、灼热、微痛等。

2. 分泌物或多或少,但黏稠,常附于咽后壁,致使不断被动清痰。

3. 炎症和分泌物刺激导致干咳,有时清晨刷牙漱口时作呕。

【慢性单纯性咽炎在足部的体征】 足咽喉部有气泡和软块阳性物。

【足疗与慢性单纯性咽炎的关系】 足部有和咽喉相对应的反射区。

【足疗治疗慢性单纯性咽炎的处方】

基本反射区:肾、输尿管、膀胱、尿道

重点反射区 症状区:咽喉

相关区:鼻、前额、上下颌、扁桃腺,如反流性食管炎加胃

【足疗对慢性单纯性咽炎的作用】 刺激咽喉反射区,可调理咽喉部位的病灶,从而改善其不适的症状。

刺激鼻、额和上下颌反射区,可改善咽喉相邻器官的功能,从而最终

改善咽喉本身的功能。

刺激扁桃腺等免疫系统反射区可增强局部免疫功能,为咽喉部保驾护航。

【注意事项】

1. 戒烟酒,少食辛辣和过咸过冷等刺激食物。

2. 避免粉尘及空气污染严重的环境。

3. 积极治疗鼻窦炎、扁桃体炎等鼻部和咽部慢性炎症,积极治疗因胃病引起的反流性食管炎。

4. 解除思想顾虑,不要过多注意咽部的感觉。

5. 不要滥用药物和滥用抗生素。

睡眠呼吸暂停综合征

睡眠呼吸暂停综合征是指在睡眠过程中反复出现呼吸暂停现象,引起体内缺氧,进而损害多种器官的一种常见的睡眠呼吸障碍疾病。

【病因】 睡眠呼吸暂停综合征可分为三大类。

1. **阻塞型** 是最常见的一类。它的病因一是解剖因素,如肥胖者上气道狭窄、咽壁肥厚、鼻咽及喉部的结构异常、扁桃体肥大、肢端肥大症、先天性小颌畸形等;二是功能性因素,如有的老年妇女绝经后、甲状腺功能减退症患者、饮酒、服安眠药后等都可使组织松弛,肌张力减退,导致咽壁松弛、内陷而影响气流的通过。由于病人上呼吸道在睡眠时受阻,当空气不能顺利通过时,导致呼吸减弱或呼吸停止,此时口腔内无气流通过,但胸腹式呼吸仍然存在。

2. **中枢型** 主要是一些疾病引起呼吸调节紊乱所致。如神经系统疾病、脑血管意外、脊髓病变、家族性自主神经异常、糖尿病、脑炎、心力衰竭、肌肉疾病等。由于病人的脑部不能有效地把呼吸信号传送到有关的器官和组织,导致夜间呼吸暂停。此时口腔与鼻气流、胸腹式呼吸同时暂停。

3. **混合型** 是指在一次呼吸暂停的过程中,开始为中枢性呼吸暂停,而后出现阻塞性型呼吸暂停。

【症状】　在睡眠过程中反复出现持续时间超过 10 秒钟的口鼻气流中断是最常见的症状。发病人群以男性、肥胖者为多,女性绝经后发病也增多。睡眠时打鼾严重,鼾声时而终止,多有睡眠中憋醒的经历。

【睡眠呼吸暂停综合征在足部的体征】　前额、咽喉、鼻反射区触摸有气泡阳性物,疼痛。

【足疗与睡眠呼吸暂停综合征的关系】　足部有与鼻、咽喉、口腔相对应的反射区。

【足疗调理睡眠呼吸暂停综合征的处方】

基本反射区:肾、输尿管、膀胱、尿道

重点反射区 ⎰ 症状区:鼻、咽喉、上下颌
　　　　　　相关区:前额、三叉神经、小脑脑干、大脑、扁桃腺、胸腺、肾上腺、肺及支气管、内分泌系统(垂体甲状腺、生殖腺)、胰等

【足疗对睡眠呼吸暂停综合征的作用】　刺激症状区的反射区能改善鼻塞及口腔内的通气,缓解睡眠中的呼吸暂停状况。

刺激前额、三叉神经、大脑、小脑脑干、扁桃腺,加强协助症状区的调整。

刺激肾上腺、扁桃腺、胸腺、肺及支气管反射区能控制上呼吸道的炎症,从而减轻上气道阻力和吸气时的咽部负压,改善症状。

因该病与糖尿病和绝经后有关,刺激内分泌系统反射区起对症的作用。

【注意事项】

1. 患者要戒烟戒酒,勿服安眠药,同时积极治疗引起上气道阻塞的原发病。要积极减肥,尤其是颈部肥胖和咽部脂肪过度堆积者。

2. 足疗对功能性的睡眠呼吸暂停综合征有效,对先天畸形性的睡眠呼吸暂停综合征无效,如鼻中隔弯曲等,须手术治疗。

四、足疗与消化系统疾病

1. 解剖位置　消化系统由消化管和消化腺两部分组成。

消化管:口腔、舌、咽喉、食管、胃、小肠(十二指肠、空肠、回肠)。

大肠(盲肠、升结肠、横结肠、降结肠、乙状结肠、直肠)、肛门,消化腺:唾液腺、肝脏、胰腺、胃腺、肠腺等。

2. 生理功能　对人体摄入的食物进行消化、吸收,并把废渣、代谢物排出体外。

3. 消化系统反射区的组成　上颌、下颌、食管气管及咽喉、胃、胰、十二指肠、小肠、大肠、肛门、肝、胆、脾、腹腔神经丛。

4. 消化系统的常见病　慢性胃炎、便秘、腹泻、慢性肝炎、慢性胰腺炎、胆囊炎、痔疮、反流性食管炎、肠粘连。

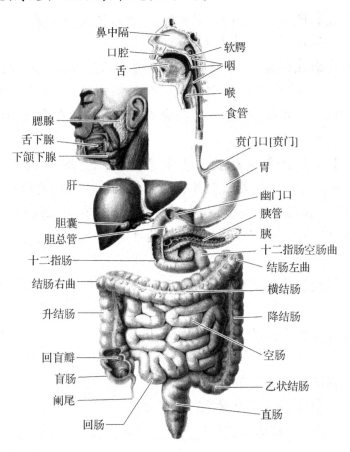

图2-5　消化系统概观

慢性胃炎

　　慢性胃炎是指不同病因所引起的胃黏膜的慢性炎症或萎缩性病变。慢性胃炎是老年人的一种常见病,40 岁以上发病率增高,50 岁以上发病率可达 50％。

　　根据病变的严重程度,慢性胃炎一般分为浅表性胃炎和萎缩性胃炎。

　　【慢性浅表性胃炎】　是胃黏膜活检中最常见的疾患之一。病变可累及胃各部,但以胃窦部最为常见。

　　【慢性萎缩性胃炎】　一般由浅表性胃炎发展而来,多见于中年以上患者。病变以炎症累及黏膜全层,黏膜变薄,胃腺体萎缩为特点。萎缩性胃炎分为 A、B 两型:A 型与自身免疫有关,病变在胃体;B 型与自身免疫无关,病变在胃窦。

　　【病因】　①饮食与药物。②免疫因素。③胆汁反流。④吸烟。⑤情志所伤。⑥感染因素。⑦胃酸缺乏。⑧内分泌功能障碍。

　　【症状】　本病病程缓慢,长期反复发作,可有中上腹饱满闷感或疼痛,食欲减退、恶心、呕吐、嗳酸等。萎缩性胃炎除此外还有胃酸减少、消瘦及贫血等。

　　【慢性胃炎在足部的体征】　胃反射区触摸有气泡、软块和条索状阳性物。

　　【足疗与慢性胃炎的关系】　足部有与人体胃脏器官相对应的胃反射区。

　　【足疗调理慢性胃炎的处方】

　　基本反射区:肾、输尿管、膀胱、尿道

　　重点反射区 ┌ 症状区:胃
　　　　　　　└ 相关区 ┌ 消化系统:大小肠、肝胆等大脑、腹腔神经丛垂体、甲状腺
　　　　　　　　　　　　└ 免疫系统:脾、上身淋巴腺等

　　【足疗对慢性胃炎的作用】　刺激胃反射区,促使胃液分泌正常,胃

功能正常。

处方中的相关反射区,是根据慢性胃炎的病因而定,所以刺激相关反射区,起调理慢性胃炎的作用。

因为胃属消化系统,所以,刺激整个消化系统,能促进胃功能正常。

刺激大脑和腹腔神经丛反射区都有调节胃肠功能的作用。

刺激垂体和甲状腺反射区,调整因内分泌失调引起的胃炎。

刺激免疫系统反射区可增强人体的免疫功能。减少胃肠的感染机会。

【注意事项】

1. 戒烟酒。吸烟可引起血管收缩且抑制胰液和胆汁分泌,发生幽门括约肌关闭不全,胆汁反流。酒,尤其是烈性酒可损害胃黏膜。

2. 情绪平稳,少生气。

3. 对幽门螺杆菌要积极治疗。

便　秘

大便干燥不易排出,或没有便意,大便次数减少,称为便秘。

【病因】　便秘按病因病理分功能性和器质性。功能性便秘又叫原发性便秘,是指因饮食、精神、生活规律的改变、年老体弱等,导致胃肠功能紊乱引起的便秘。器质性便秘又叫继发性便秘。是由于体内发生器质性病变,直接或间接影响肠道功能而引起的便秘,如肠道肿瘤、肠结核、肛门直肠疾病、糖尿病、脑及脊髓疾病等引起的便秘。

【症状】　一般结肠便秘的表现为没有便意,几天才排便一次。或大便干燥,排便困难,甚至需依靠导泻药。

【便秘在足部的体征】　降结肠、升结肠、直肠及肛门反射区触摸有软块,疼痛。

【足疗与便秘的关系】　足部有与肠道器官相对应的反射区。如降结肠反射区、直肠及肛门反射区等。

【足疗调理便秘的处方】

基本反射区：肾、输尿管、膀胱、尿道

重点反射区 ┤ 症状区：消化系统（胃、大小肠等）
　　　　　　└ 相关区：大脑、腹腔神经丛（重手法）、直肠肛门

【足疗对便秘的作用】 脚掌中部是消化系统的缩影，和消化系统的各器官——相对应，刺激这些相对应器官的反射区，可促使肠蠕动增加而通便。

大脑和腹腔神经丛都有调节胃肠功能的作用，刺激这两个反射区可提高胃肠功能，提高直肠的敏感性，改善便秘症状。

【注意事项】

1. 养成按时排便习惯，不可抑制便意。

2. 少用泻药，以免引起胃肠功能的紊乱。

3. 积极治疗原发性疾病。

4. 结肠便秘应重点刺激结肠反射区如降结肠反射区。直肠便秘应重点刺激直肠及肛门反射区。

5. 足疗的顺序一定要从右脚开始做起。

腹　泻

一天中排便次数多且大便不成形即为腹泻。

【病因】 腹泻是胃肠道疾病中很常见的症状。根据病情的程度和病程的长短，腹泻可分急性腹泻和慢性腹泻。

急性腹泻：细菌感染、病毒感染、寄生虫感染、药物和食物因素、食物中毒、全身感染性疾病、过量饮酒、暴饮暴食、睡觉时着凉等。

慢性腹泻：消化酶的缺乏（萎缩性胃炎、胃切除导致胃酸缺乏），食物过敏性慢性腹泻，药源性腹泻，慢性肠道感染性疾病，某些肠道寄生虫病，非感染性炎症性肠病，内分泌疾病如甲亢、糖尿病等，肠易激综合征，消化不良和吸收功能障碍，肿瘤引起的腹泻等。

【症状】 急性腹泻：短时间内大便次数急剧增多，每天可达十几或几十次，排出大量稀便和粪水。伴有腹痛、恶心、呕吐和发热，如急性胃

肠炎;有的排出大量脓血,如急性细菌性痢疾;有的因大量丢失水分而出现脱水、电解质紊乱、代谢性酸中毒等症状,严重时甚至导致死亡,如霍乱等。

慢性腹泻:腹泻时间持续在2～3个月以上,每天大便2～3次,大便稀烂不成形,常伴有黏液或伴有慢性轻度腹痛等症状。

【腹泻在足部的体征】 大肠、小肠反射区触摸有气泡阳性物。

【足疗与腹泻的关系】 足部有与肠道器官相对应的反射区,如小肠等。

【足疗调理腹泻的处方】

基本反射区:肾、输尿管、膀胱、尿道

重点反射区
- 症状区:消化系统(胃、大小肠等、直肠及肛门)
- 相关区
  - 大脑、腹腔神经丛(轻手法)、甲状腺
  - 淋巴系统:脾、下身淋巴腺、腹股沟

【足疗对腹泻的作用】 刺激消化系统相对应的反射区,可促使大小肠恢复功能,消除腹泻症状。

大脑和腹腔神经丛都有调节胃肠功能的作用,刺激这两个反射区可提高胃肠功能,改善腹泻症状。

刺激甲状腺反射区可调节因甲状腺功能异常引起的腹泻。

刺激淋巴系统起消炎作用。

【注意事项】

1. 做足疗前先要查明腹泻原因。疾病引起的腹泻,先针对疾病做治疗。另外,在足疗处方中可根据病因加减反射区。

2. 如是由肿瘤引起的腹泻,不适宜做足疗。

3. 少用抗生素。

慢性肝炎

肝脏发生炎症及肝细胞坏死持续6个月以上者,称为慢性肝炎。肝脏是人体最大的消化腺,肝炎是消化系统的常见病。

【病因】 病毒:病毒感染是慢性肝炎的主要病因。慢性肝炎主要是

113

由急性病毒性肝炎转变而来的,乙型肝炎转变为慢性肝炎的比较多见。

自身免疫反应:如果说病毒是造成慢性肝炎的初发病因,那么,自身免疫反应则是继发病因。

药物:由于对某些药物的过敏与中毒,可引起慢性肝炎。

其他:女性多于男性,尤其是年轻或更年期者。急性肝炎治疗不彻底。营养不良。肝脏原有损害、酗酒及肠道继发感染等均可促使本病的形成与发展。

【症状】 常有乏力,右季肋不适或隐痛,食欲不振,有腹胀、低热、头昏、失眠、心悸、气短等。有的还会出现贫血、关节酸痛、体重减轻。皮肤可有色素沉着,蜘蛛痣或肝掌等。

【慢性肝炎在足部的体征】 肝反射区触摸有条索状、块状阳性物,疼痛。

【足疗与慢性肝炎的关系】 足部有与肝脏相对应的肝反射区。

【足疗调理慢性肝炎的处方】

全足:62 个反射区

症状区:肝、胆

重点反射区
- 相关区:大脑、腹腔神经丛、肾
- 内分泌系统:甲状腺、胰、肾上腺等
- 免疫系统:胸淋巴腺、脾、上下身淋巴腺等

【足疗对慢性肝炎的作用】 刺激肝胆反射区直接调理肝脏功能。

刺激大脑和腹腔神经丛反射区,调节并增强自主神经功能,促进肝脏功能的恢复。

刺激肾反射区,增强肾功能,排尿利水。

刺激内分泌系统的反射区,加强新陈代谢。

刺激免疫系统的反射区,促进淋巴循环,提高吞噬细胞的吞噬能力,具有消炎作用和提高免疫能力,利于肝细胞的修复。

【注意事项】

1. 慢性肝炎患者要保持心情舒畅,少生气或不生气,利于康复。

2. 忌烟酒。慎用对肝脏有害的药物。使肝脏少受损伤。

3. 足疗对慢性肝炎有一定的疗效。足疗后,会出现尿色变深,味道

加重,这是排毒的反应。有的还有特别疲倦感,这是机体的一种调整,可继续足疗。

4. 对病毒活动期的慢性肝炎,自己操作,不影响他人。如给患者做,要注意卫生,防止传染。

慢性胰腺炎

胰腺炎是指胰酶在胰脏内被激活引起胰内组织自身消化所致的化学性炎症。慢性胰腺炎是由于急性胰腺炎反复发作导致胰腺腺泡和胰管慢性进行性炎症、破坏和纤维化的病理过程。

【病因】

胆道疾病——胆石症、胆道蛔虫、胆道炎症。

代谢障碍——高血脂、高钙血症等。

药物影响——糖皮质激素、磺胺类、硫唑嘌呤等。

大量饮酒和暴饮暴食。手术和外伤。

在西方国家,慢性胰腺炎大多数与长期嗜酒有关。在我国,慢性胰腺炎的病因主要为胆道疾病(结石、炎症、蛔虫)的长期存在而引起。

【症状】

腹痛:为主要表现和首发症状,常在饮酒和暴饮暴食后发生。腹痛多居中上腹,可向腰背部放射,弯腰抱膝可减轻疼痛。一般胃肠解痉药不能缓解。

恶心呕吐:为本病的常见症状,多在饭后发生,呕吐后腹痛不减轻。

发热:较高且持续不退。腹泻、休克,水、电解质及酸碱平衡紊乱。

慢性胰腺炎表现为无症状期或症状轻重不等的发作期交替出现,也可无明显症状而发展为胰功能不全的表现。

腹痛:持续痛。位于上腹正中或左上腹。饮酒、高脂餐或饱食后诱发。

外分泌功能不全:食欲减退、不耐受油腻食物、脂肪泻、消瘦、营养不良等表现。

内分泌功能不全:可出现糖尿病。

包块：检查腹部可有轻度压痛，并发假性囊肿时，可扪及包块。

黄疸：如胆总管下段被压，则可出现黄疸。

【慢性胰腺炎在足部的体征】　胰反射区触摸有软块和颗粒阳性物，疼痛。

【足疗与慢性胰腺炎的关系】　足部有与胰脏相对应的胰反射区。

【足疗调理慢性胰腺炎的处方】

基本反射区：肾、输尿管、膀胱、尿道

重点反射区
- 症状区：胰
- 相关区：大脑、腹腔神经丛垂体、肾上腺、胃、十二指肠、肝胆
- 淋巴系统：脾、上下身淋巴腺、胸淋巴腺等

足疗有很好的消炎、止痛作用。能调整胃肠功能、减少胰腺分泌，减少胆汁反流，确保胆管通畅，从而减轻胰腺炎的发作。

刺激胰反射区是对症的，起调整胰脏功能的作用。

刺激大脑和腹腔神经丛反射区，调节肠胃功能。

刺激垂体、肾上腺反射区，止痛抗炎。

刺激胃、十二指肠、肝胆，调节整个消化系统功能。

刺激淋巴系统，起消炎和增强免疫力作用。

【注意事项】

1. 急性胰腺炎或慢性胰腺炎急性发作应立即送医院救治。

2. 预防胰腺炎，要积极治疗胆管疾病及蛔虫病。

3. 戒酒及避免暴饮暴食。

胆 囊 炎

发生在胆囊的感染称为胆囊炎。胆囊炎是老年常见的胆管感染疾病，占老年急腹症的首位，高达 40%。慢性胆囊炎是急性胆囊炎反复多次发作的结果，约 70% 有胆囊结石存在。

胆囊炎根据发病缓急分急性胆囊炎、慢性胆囊炎。

【病因】　其发病与细菌感染、胆汁淤积、胆道梗阻、代谢障碍、神经

因素等有关。其中最常见的病因是细菌感染和胆道梗阻。细菌感染的致病菌主要有大肠埃希菌、变型杆菌等。胆道梗阻主要有结石阻塞性胆囊炎、胆囊管狭窄和胆道蛔虫等。

【症状】 急性胆囊炎有较典型的症状为进油腻食物或饱餐后发病，表现为右上腹剧烈绞痛，阵发性加重，伴有右肩或右背部放射痛。同时伴有恶心、呕吐、发热，严重时有畏寒、高热及轻度黄疸。如继续发展，可形成胆囊积脓坏死穿孔，导致弥漫性腹膜炎，甚至出现中毒性休克。体检时，右上腹有压痛和肌紧张。

慢性胆囊炎症状常不典型，大多数有胆绞痛史，而后有厌油、腹胀、嗳气等，也会出现右上腹部和肩背部隐痛，但少见畏寒、高热、黄疸。体检时，右上腹胆囊区有轻度压痛和不适感。

【胆囊炎在足部的体征】 胆囊反射区触摸有气泡阳性物，疼痛。

【足疗与胆囊炎的关系】 足部有与胆囊相对应的胆囊反射区。

【足疗调理胆囊炎的处方】

基本反射区：肾、输尿管、膀胱、尿道

重点反射区 { 症状区：肝、胆、腹腔神经丛
相关区：甲状腺、胰、肾上腺、上、下身淋巴腺、腹股沟

【足疗对胆囊炎的作用】 足疗针对胆囊炎和慢性胆囊炎急性发作都有很好的调理作用：止痛、止呕、消炎。另外对预防胆囊炎的复发起很好的作用。

刺激肝、胆、腹腔神经丛反射区，可增强肝胆的功能。

刺激甲状腺、胰、肾上腺反射区，增强内分泌功能，改善因代谢障碍引起的结石型胆囊炎。

【注意事项】

1. 对胆囊炎引起的胆囊穿孔、化脓等，应立即送医院救治。

2. 肠道寄生虫、细菌感染和胆石症是胆囊炎的主要病因，平时要注意饮食卫生，不要暴饮暴食。积极治疗胆石症，如手术、碎石等。

3. 足疗对胆囊炎有很好的疗效，对胆石症效果不太明显。

痔 疮

痔疮是指直肠末端，黏膜下和肛管皮下痔静脉血管的瘀血、扩大和屈曲而形成的柔软静脉团块。痔疮是常见病，老年人患病更为多见。

【病因】 产生痔的真正原因还不十分了解，有血管增生、门脉高压、血管曲张、肛管狭窄及肛门衬垫下移学说。但痔静脉回流受阻、局部的炎症及损伤是大家共认的主要病因。老年人患病是由于年迈体弱，活动少易便秘诱发，或长期有病引起营养不良使局部组织萎缩无力导致痔的发病。

【症状】 根据痔的发生部位不同，痔疮可分为内痔、外痔、混合痔。

内痔：主要症状为便血，痔核脱出。内痔分Ⅰ期、Ⅱ期、Ⅲ期。

外痔：主要症状为坠感，疼痛，有异物感。外痔分结缔组织外痔、静脉曲张性外痔、炎性外痔和血栓性外痔。

混合痔：兼有内痔、外痔的双重症状。

【痔疮在足部的体征】 肛门反射区（左右脚）触摸有气泡阳性物，直肠及肛门反射区触摸有软块阳性物，以上反射区上触摸疼痛。

【足疗与痔疮的关系】 痔疮是肛门部静脉曲张的后果，足部有与人体肛门部位相对应的肛门反射区。

【足疗调理痔疮的处方】

基本反射区：肾、输尿管、膀胱、尿道

重点反射区 ├ 症状区：乙状结肠及直肠、肛门、直肠及肛门
　　　　　　└ 相关区 ├ 肾上腺
　　　　　　　　　　 └ 淋巴系统：下身淋巴腺、腹股沟等

【足疗对痔疮的作用】 刺激乙状结肠及直肠、肛门和直肠及肛门二组反射区，使肛门处的痔静脉血回流通畅，从而改善痔静脉的曲张，达到调理痔疮的目的。

刺激肾上腺、淋巴腺系统反射区有消炎止痛的作用。

【注意事项】

1. 避免过度疲劳，避免负重久行，避免久坐、久站、久蹲。

2. 积极治理便秘,保持大便的通畅,有利于预防痔疮的发生。

3. 腹泻、便后、天热出汗过多、久行后都要清洗肛门。

4. 足部肛门反射区虽只有左脚有,但右脚与左脚相同的位置也刺激,效果会更好。

反流性食管炎

反流性食管炎是指胃液或十二指肠液反流到食管,引起食管黏膜发生炎性病变。

【病因】 食管下端有一增厚的环形肌,称食管下端括约肌。它阻止胃内容物反流到食管。如果括约肌松弛,抗反流屏障受到破坏,就可发生病理性的胃食管反流,老年人由于食管下端括约肌发生退行性变化,食管排空能力及黏膜抵抗力减弱,就容易发生该病。所以,随着年龄的增加,反流性食管炎的发病率相对增高。

【症状】

1. 烧灼和反胃 这是反流性食管炎的主要症状,胸骨后有烧灼感或疼痛,有时伴有明显的向上运动的特点。酸性苦涩的液体突然涌入咽部或口腔,医学上称为反胃。烧灼感和反胃往往发生在餐后,尤其在饱食后更明显。另外,烧灼感和反胃还与位置变化有关,弯腰或平卧等姿势可诱发或加重,夜间熟睡可因烧灼或疼痛而惊醒。——这是反流的胃酸刺激食管黏膜所致。

2. 吞咽困难 因胃酸腐蚀性很强,食管黏膜炎症糜烂或发生溃疡时,可出现咽下疼痛,同时,由于食管痉挛而产生间歇性咽下困难,表现在进食时,胸骨后有梗塞感,或对干饭或固体食物吞咽困难。

3. 出血及贫血 严重的因食管黏膜糜烂或溃疡形成急、慢性出血,所以常出现贫血现象。

4. 老年人患反流性食管炎,可以没有任何临床症状,但却会出现胃肠道以外的症状:心绞痛——由于酸反流性胸痛类似心绞痛。咳嗽——酸反流可刺激声音嘶哑,喉部肉芽肿,导致慢性咳嗽吸入性肺炎和哮喘等。

【反流性食管炎在足部的体征】 胃反射区有气泡,食管反射区有软块。

【足疗和反流性食管炎的关系】 足部有和胃、食管等器官相对应的反射区。

【足疗调理反流性食管炎的处方】

基本反射区:肾、输尿管、膀胱、尿道

重点反射区
  症状区:胃、食管
  相关区
    大脑
    消化系统:胃、小肠、大肠、直肠肛门、腹腔神经丛等

【足疗对反流性食管炎的作用】

刺激胃和食管反射区:①加强胃蠕动,促进胃排空,有利于防止胃食管反流。②调理胃脏功能,减少胃酸分泌。胃反射区方向往下。

刺激大脑反射区:大脑内有一边缘系统,对消化系统有重要作用,可影响胃酸分泌、胃运动。

刺激消化系统,进一步帮助胃肠蠕动。增强胃肠的功能,帮助胃排空。

【注意事项】

1. 在饮食上,少吃多餐,不能过饱,尤其是晚上。少吃高脂肪食品。最好少喝稀的或容易产生胃酸的食物,韭菜、茶、咖啡、红薯等。如晚上胃痛喝一杯苏打水或吃苏打饼干。

2. 饭后不要马上平卧,抬高枕头(背部都要垫高)。可防胃内容反流。

3. 避免使用降低括约肌压力和影响胃食管排空的药物,如抗胆碱能药普鲁苯辛、阿托品、茶碱、地西泮、生长激素、前列腺素、酚妥拉明、雌激素等。

4. 消除引起腹压增高的因素:过度肥胖、剧咳、恶心、呕吐、哮喘、便秘时屏气用力排便等。

5. 反流性食管炎是慢性疾病,足疗也要坚持。

6. 5%～10%的反流性食管炎患者内科治疗无效,需施行外科手

术,重建食管的抗反流屏障和解除食管梗阻。

肠 粘 连

由于各种原因引起的肠管与肠管之间、肠管与腹膜之间、肠管与腹腔内脏器之间发生的不正常黏附叫肠粘连。

【病因】

1. 损伤　①手术;②腹部创伤;③化学药物。

2. 炎症　①腹腔内炎症;②结核性腹膜炎引发;③肠结核引发肠粘连;④其他如肿瘤浸润性增长破坏周围结缔组织形成粘连或个别未明原因的肠粘连。

临床疾病上,肠粘连病人多发生于积累手术之后,尤其阑尾炎或盆腔手术后,并发肠粘连的机会最多。肠粘连的严重程度,与每个人对腹膜或肠管浆膜的损伤反应的敏感性有关。

【症状】　正常的肠蠕动可将食物残渣和气体排出体外,而肠粘连病人因肠管粘连变窄,肠内容物通过受阻,肠内的气体和粪便不能顺利排出,越积越多时,肠腔内的压力也就越来越大,造成粘连性肠梗阻、肠坏死,危及生命。

肠粘连病人的症状可因粘连程度和部位而有所不同。轻者可无任何症状,或偶尔在进食后出现轻度腹痛腹胀,重者可经常伴有腹痛腹胀、排气不畅、嗳气、打嗝、大便干燥等。

【肠粘连在足部的体征】　在有粘连的小肠、大肠反射区有气泡阳性物。

【足疗和肠粘连的关系】　足部有和小肠、大肠脏器相对应的反射区。

【足疗治疗肠粘连的处方】

基本反射区:肾、输尿管、膀胱、尿道

重点反射区 { 症状区:消化系统(从右脚开始,胃→肛门)
相关区:肾上腺、上下身淋巴腺

【足疗对肠粘连的作用】　刺激消化系统可促进肠道的蠕动,促使食物残渣和气体排出体外。

刺激肾上腺起抗炎和止痛的作用。

刺激上、下身淋巴腺,增强机体的免疫力。

【注意事项】

1. 明确诊断为肠粘连,再实施足疗。

2. 少食多餐,切忌暴饮暴食。少吃冷、辣等刺激性强的食物。少吃易产气的食物。

3. 坚持做到每餐后都要俯卧一小时。

4. 保持大便通畅。

5. 足疗对单纯性肠梗阻、不完全性梗阻特别是广泛性粘连,效果比较好,如为较窄性肠梗阻,特别是闭袢性梗阻,手术须及早进行,以免发生肠坏死。

五、足疗与循环系统疾病

1. 解剖位置　循环系统由人体内一系列封闭的管道所组成,包括心血管系统和淋巴系统。在心血管系统内流动的是血液,所以又称血液循环,在淋巴系统内流动的是淋巴液,所以又称淋巴循环(或免疫系统)。

心血管系统由心脏、动脉、毛细血管和静脉组成。

淋巴系统由淋巴管道、淋巴器官和淋巴组织所组成。淋巴系统是心血管系的辅助管道,淋巴液最后流入到静脉中。

2. 生理功能　循环系统的主要功能是将消化系统吸收的营养物质、肺吸入的氧、内分泌器官和细胞分泌的激素等运送到全身各器官的组织和细胞,同时又把它们产生的代谢产物如二氧化碳、尿素等运至肺、肾和皮肤等器官排出体外,以维持机体内环境的相对稳定。淋巴系统还参与机体的免疫反应。

在足部,心血管系统和淋巴系统各自都有独立的反射区,所以我们把循环系统分成心血管系统和淋巴系统两个系统来分别讲解。

（一）心血管系统

1. 解剖位置　心血管系统由心脏和血管组成。血管分为动脉、静脉、毛细血管。

2. 生理功能　心脏是血液循环的动力器官。动脉管壁厚,随心的舒缩而搏动,将心脏输出的富含氧和各种营养成分的血液送到全身各器官;静脉则把全身各器官的血液带回心脏;毛细血管是位于动脉和静脉之间的微小血管,管壁极薄,具有渗透性,是进行物质交换的场所。

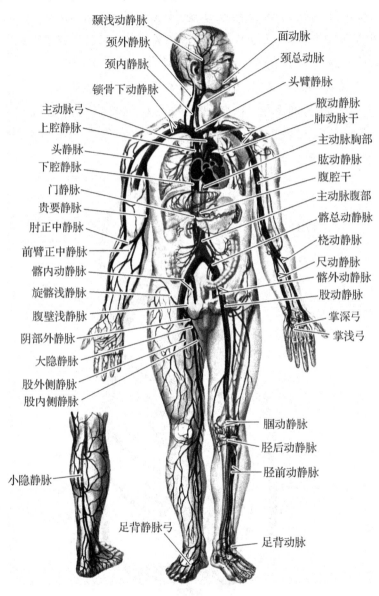

颞浅动静脉
颈外静脉
颈内静脉
锁骨下动静脉
主动脉弓
上腔静脉
头静脉
下腔静脉
门静脉
贵要静脉
肘正中静脉
前臂正中静脉
髂内动静脉
旋髂浅静脉
腹壁浅静脉
阴部外静脉
大隐静脉
股外侧静脉
股内侧静脉
小隐静脉

面动脉
颈总动脉
头臂静脉
腋动静脉
肺动脉干
主动脉胸部
肱动静脉
腹腔干
主动脉腹部
髂总动静脉
桡动静脉
尺动静脉
髂外动静脉
股动静脉
掌深弓
掌浅弓
腘动静脉
胫后动静脉
胫前动静脉
足背静脉弓
足背动脉

图 2-6　血管分布模式图

心血管系统循环途径包括体循环和肺循环两部分,使全身的血液周而复始地循环流动。

(1)体循环:心脏的收缩将血液从左心室射出,将鲜红的动脉血输出到主动脉,再经逐级分支变细的动脉血管流向全身毛细血管。在毛细血管中,血液与周围的细胞和组织进行物质交换,把氧和营养物质送给各组织和细胞,并带走新陈代谢产生的废物如二氧化碳等,成为暗红色的血液,汇入静脉即为静脉血,最后回到右心房。

(2)肺循环:经右心室的收缩,将体循环中静脉带回的血液射出,经肺动脉进入肺的毛细血管,在肺泡壁的毛细血管中与肺泡腔中的气体进行交换,排出二氧化碳到肺泡腔,肺泡腔中的氧气进入毛细血管,含氧的新鲜血液汇成肺静脉血,流回左心房。

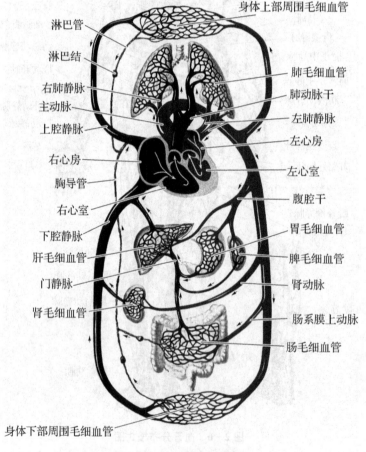

图 2-7 大、小循环示意图

3. 心血管系统反射区的组成　心、肺。

4. 心血管循环系统的常见病　高血压、低血压、中风、冠心病、心律失常、老年期贫血。

高 血 压

高血压是以体循环动脉压增高为主要表现的临床综合征,是最常见的心血管疾病。收缩压≥140 毫米汞柱,舒张压≥90 毫米汞柱确诊为高血压。

高血压分为原发性高血压和继发性高血压两大类,原发性高血压的病因不明,占高血压患者的 95％以上。原发性高血压因长期血压高可影响重要脏器如心、脑、肾的功能,最终导致这些器官的功能衰竭。

继发性高血压的患者不足 5％,他们的血压升高是某些疾病的一种临床表现,本身有明确而独立的病因。通过治疗原发病,高血压能得到治愈。

【病因】　原发性高血压的病因尚未阐明,目前认为是在一定的遗传背景下,由于多种后天环境因素作用,使正常血压调节机制失代偿所致。

遗传因素——高血压有明显的家族性,特别是母系有高血压,其下代更易患。

精神因素——长期的高度紧张、忧郁、恐惧等使心脏平滑肌长期处于收缩状态,动脉血量增高,血压升高。

钠、钾、钙离子代谢异常——长期过多摄入钠,钾、钙离子就缺乏,血压升高。

肾脏因素——肾脏血管长期收缩,引起血压升高。

内分泌失调——下丘脑释放加压素,促使肾上腺素增高,血压升高。

种族因素——非洲、日本、朝鲜及我国北方等某些人群患高血压的人显著多。

其他——肥胖、吸烟、过量饮酒、高钠、低钙、低镁、低钾等。

【症状】　头痛、眩晕、气急、疲劳、心悸、耳鸣等症。

【高血压在足部的体征】　没有体征。因为足部没有和血管相对应

125

的反射区。

【足疗与高血压的关系】 足部有与心血管系统相对应的反射区。

【足疗调理高血压的处方】

全足:62 个反射区

重点反射区 ── 症状区:心、肺

　　　　　　 相关区:肾、甲状腺、腹腔神经丛、肝、胆

【足疗对高血压的作用】 高血压影响全身各系统,刺激全足既针对影响高血压的因素,又调整受高血压影响的脏器。另外,能使末梢的血管扩张,血压下降。

高血压病属心血管系统疾病,刺激心肺反射区是对症的,促使心血管功能正常,达到降血压的目的。

刺激甲状腺、肾、腹腔神经丛反射区有调节心脏,调节血流量,降血压作用。

胆汁能协助脂肪加速消化,预防血管硬化。刺激肝胆,预防高血压。

【注意事项】

1. 继发性高血压首先治疗原发病。

2. 更年期高血压,足疗处方中加内分泌系统反射区。

3. 老年人高血压,伴有便秘,足疗处方中加直肠及肛门反射区,帮助排便,防止意外。

4. 高血压是慢性病,要坚持长期足疗,切忌二天打鱼三天晒网。

低 血 压

低血压是指收缩压低于 90 毫米汞柱,舒张压低于 60 毫米汞柱引起的一系列综合征。

低血压可分为生理性低血压和病理性低血压两大类。

【病因】 生理性低血压多无任何症状,多见于体型瘦长者或年轻妇女。生理性低血压的产生多与迷走神经紧张性增高有关。

病理性低血压又分急性和慢性两种。急性多见于各种休克和急性心力衰竭;慢性低血压发病原因很多,有遗传的,有继发于某些疾病如神经性疾病、心血管疾病、慢性营养不良、内分泌紊乱等。还有体质虚弱引起的体质性低血压。还有蹲位突然站立或长时间站立引起的体位性低血压等。

【症状】 临床常见有全身乏力、头晕、易疲倦、出汗、心悸等,有的还有手足发凉、失眠、健忘、胸闷等,重者可突发晕厥等。总之,症状是随低血压出现的快慢、血压变化的程度等有所不同。

【低血压在足部的体征】 没有体征。因为足部没有和血管相对应的反射区。

【足疗与低血压的关系】 足部有与心血管系统相对应的反射区。

【足疗调理低血压的处方】

基本反射区:肾、输尿管、膀胱、尿道

重点反射区 { 症状区:心、肺

相关区:大脑、垂体、肾上腺、甲状腺、腹腔神经丛、内耳迷路

【足疗对低血压的作用】 低血压属心血管系统疾病,刺激心肺反射区是对症的,其目的是促使心血管功能正常,血压正常。

刺激大脑、垂体、肾上腺反射区能增进肾上腺素分泌,使血压上升。还能缓解迷走神经的紧张。

刺激甲状腺、腹腔神经丛反射区有调节自主神经作用,从而改善头晕、出汗、心悸、失眠等症状。

刺激内耳迷路反射区可防止因低血压引起的头晕症状。

【注意事项】

1. 常规治疗低血压病是用升压药和激素,这些药在升高血压的同时也有明显的不良副作用。足疗治疗低血压无副作用,且疗效可靠。

2. 老年人患低血压应注意平日行动不可过快过猛,因为老年人的心血管代偿机制较弱,易出现晕厥等。

中 风

中风是老年常见病,医学上称为"脑血管意外",亦称"脑卒中"。

中风有两种主要形式：脑出血——又称脑溢血；脑缺血——又称脑梗死。

【病因】

脑出血是指脑血管破裂后，血液流入脑实质内。引起脑出血的原因有高血压、动脉硬化、脑动脉瘤、脑血管畸形、原发性或转移性脑瘤、动脉炎、血液病等。

脑缺血是一种由于脑血管内发生血栓、栓塞或其他原因导致脑供血不足而引起的疾病。引起脑缺血的原因有动脉硬化症、血脂过高、动脉炎、高血压、血液病、机械压迫和心脏病等。

【症状】

脑出血冬季好发，年龄50岁以上多见，男多于女，活动时发病。在出血前几天或几小时可有头痛、头晕、晕厥、精神障碍、嗜睡、一过性的运动与感觉障碍症状、视网膜出血和鼻衄。脑出血发病急，在10分钟内病情可发展到高峰。根据出血部位、范围大小，会出现头痛、头晕、呕吐、意识丧失、偏瘫、失语、大小便失禁等。

脑缺血可发生于任何年龄，但以中青年居多。起病急，数秒钟或数分钟达到高峰。颈内动脉阻塞——表现为同侧的短暂性单眼失明，对侧偏瘫。大脑中动脉阻塞——表现为对侧偏瘫，偏身感觉障碍及偏盲失语。椎基底动脉阻塞——表现为意识障碍和无意识障碍。意识障碍者可有四肢瘫。无意识障碍者可有眩晕、复视、共济失调、交叉瘫等。

【中风在足部的体征】　脑出血——大脑反射区上出现针刺样的出血点。脑缺血——大脑反射区上出现紫色、瘀血样颜色，前额反射区触摸有发硬感。

【足疗与中风的关系】　中风的病灶区在脑部，足部有与脑部相对应的反射区。

【足疗调理中风的处方】

全足：62个反射区

重点反射区
- 症状区：小脑脑干、大脑
- 相关区
  - 运动系统：脊椎、肩、膝、髋
  - 口眼歪斜：三叉神经、上下颌
  - 语言障碍：大脑、前额、鼻、喉
  - 便秘：消化系统、直肠及肛门
  - 尿失禁：肾、输尿管、膀胱、尿道、下腹部

【足疗对中风的作用】 预防中风比治中风更重要。足疗能促进血液循环，从而防止动脉硬化和减少"血栓"的形成。另外，足疗调理中风，更大意义上是调理中风造成的后遗症，促使中风后的康复。

中风的病症在脑，刺激小脑脑干、大脑是对症治疗。

选择相关区里不同的中风后遗症，有目的性刺激，改善其症状。

【注意事项】

1. 脑出血发病初期是不宜用足疗治疗的，待病情稳定后1个月后再实施足疗。脑缺血发病一周后就可实施足疗。

2. 足疗帮助中风后的康复在病程1年内效果最好，病程越长，效果越差。

冠 心 病

冠心病是冠状动脉粥样硬化心脏病的简称，指供给心脏营养物质的血管——冠状动脉粥样硬化或痉挛，使冠状动脉狭窄或阻塞，以及血栓形成造成管腔闭塞，导致心肌缺血、缺氧而引起的心脏病，也称缺血性心脏病。

【病因】 本病病因尚未完全明了，研究表明是多种因素造成，这些因素称为危险因素或易患因素。

年龄：多见于40岁以上的中老年人，49岁以后发展较快。

性别：男性多见，男女比例为2：1，女性患病常在绝经期后。

血脂：患血脂异常症，易患冠心病。

129

血压:血压升高是冠心病发病的独立危险因素。高血压患者较血压正常者患病率高3～4倍。

吸烟:吸烟是冠心病的主要危险因素。

肥胖:超标准体重的肥胖者,易患本病,尤其是向心性肥胖者具有较大的危险性。

糖尿病:糖尿病的发病率是非糖尿病者的2倍。

遗传:家族中有患病的是家族中无患病的5倍。

血小板功能亢进:血中血小板增加,使血小板聚集,形成血栓。

【症状】 冠心病由于冠状动脉病变的部位、范围、血管闭塞的程度及心肌缺血的不同而表现各异。在临床上常分为五种类型:隐匿型冠心病、心绞痛型冠心病、心肌梗死型冠心病、心力衰竭和心律失常型冠心病、猝死型冠心病。

【冠心病在足部的体征】 严重的冠心病心脏反射区上出现暗红、深紫颜色。心脏反射区没有弹性不饱满,触摸疼痛。

【足疗与冠心病的关系】 冠心病属心血管系统疾病,足部有与心血管系统相对应的反射区。

【足疗调理冠心病的处方】

全足:62个反射区

重点反射区 { 症状区:心
相关区:小脑脑干、肾、肾上腺、腹腔神经丛、甲状腺

【足疗对冠心病的作用】

刺激心反射区,增强心脏功能。

刺激小脑脑干及肾反射区起降低血压的作用。

刺激肾上腺反射区可使周围毛细血管收缩,使内脏血管特别是冠状动脉扩张以增强心肌的供血,从而缓解心绞痛。

刺激腹腔神经丛反射区可调节心律和消化道功能。刺激甲状腺反射区可增强血管的收缩和舒张,恢复血管的弹性,还可降血脂和减肥。

【注意事项】

1. 冠心病患者做足疗最好由别人帮助操作,因为屈腿弯腰会影响胸腹的压力,出现胸闷、气促和恶心。

2. 足疗的同时要养成好的生活习惯如戒烟、控制高血脂饮食等。

心律失常

心律失常是指心脏搏动的起源、频率、节律、传导速度和传导顺序等异常而导致心动过速、过缓或不齐。心律失常可因心脏本身器质性病变,也可由心脏外其他脏器病变或功能性因素所致。年轻人功能性多见,老年人器质性疾病引起的多见。

【病因】

1. 生理性　健康人一生均可发生心律失常,特别是窦性心律失常。情绪激动、精神紧张、过度疲劳、大量吸烟、饮酒、喝浓茶或咖啡等为诱因。

2. 器质性心脏病　各种器质性心脏病是引发心律失常的最常见原因,以冠状动脉粥样硬化心脏病、心肌病、心肌炎、风湿性心瓣膜病为多见,尤其在发生心力衰竭或心肌梗死时。

3. 非心源性疾病　除了心脏病外,其他系统的疾病,也可引发心律失常,如急性脑血管病、甲亢、甲减、肺部疾病、呕吐、腹泻、胆石症、胆囊炎、胰腺炎、颈椎病等。

4. 其他　电解质紊乱、药物作用、心脏手术或心导管检查、中暑、电击伤等均可引发心律失常。

【症状】　由于心律失常的类型不同,临床表现各异。主要有以下几种表现:

1. 冠状动脉供血不足的表现　心绞痛、气短、周围血管衰竭、急性心力衰竭、急性心肌梗死等。

2. 脑动脉供血不足的表现　头晕、乏力、视物模糊、暂时性全盲,甚至于失语、瘫痪、抽搐、昏迷等一过性或永久性的脑损害。

3. 肾动脉供血不足的表现　少尿、蛋白尿、氮质血症等。

4. 肠系膜动脉供血不足的表现　腹胀、腹痛、腹泻,甚至发生出血、溃疡或麻痹。

5. 心功能不全的表现　主要为咳嗽、呼吸困难、倦怠、乏力等。

【心律失常在足部的体征】　心脏反射区触摸有气泡阳性物。

【足疗与心律失常的关系】 心律失常属心血管系统疾病,足部有与心血管系统相对应的反射区。

【足疗调理心律失常的处方】

基本反射区:肾、输尿管、膀胱、尿道

重点反射区 ⎰ 症状区:心
　　　　　 ⎱ 相关区:小脑脑干、大脑、腹腔神经丛、甲状腺

【足疗对心律失常的作用】 心脏内的起搏传导系统受自主神经的调控,刺激小脑脑干、大脑、腹腔神经丛反射区对自主神经机能起调节作用。

刺激甲状腺反射区,调节甲状腺素的平衡,促使心律的正常。

【注意事项】

1. 心律失常与非心源性疾病有关,所以首先要治疗原发性疾病。比如颈椎病引起的颈源性心律失常,关键是治疗颈椎病。颈椎病缓解,心律失常也会缓解。

2. 心态平衡,精神愉快,劳逸结合,戒烟限酒是防治心律失常最好的办法。

贫　血

贫血是指循环血液内的红细胞数量或血红蛋白浓度低于正常数值。贫血是多种原因导致的一个临床症状,而不是一个独立的疾病。

贫血在各个年龄阶段都会发生,我们今天主要讲老年期的贫血。

【病因】 老年期贫血从性质和病因上大致分两类:营养性贫血和其他原因引起的贫血。

营养性贫血:营养性贫血主要由缺铁导致、叶酸缺乏导致、维生素缺乏导致。

其他原因引起的贫血:药物导致溶血性贫血如头孢霉素、左旋多巴、磺胺、喹宁、胰岛素等均可诱发溶血性贫血。淋巴组织疾病引起的贫血,如慢性淋巴细胞白血病、恶性淋巴瘤等骨髓方面的疾病引起造血功能障碍而导致贫血,如骨髓增生低下性贫血、骨髓病性贫血等。

慢性疾病引起的贫血,如慢性肾炎、甲减、类风湿关节炎、慢性炎症等。

【症状】 皮肤黏膜苍白无华;疲倦、乏力、头晕、记忆力减退;气急、心悸;食欲不振、恶心、呕吐、腹胀、腹泻;多尿、有时有蛋白尿;月经不调、男性性功能下降。

【老年期贫血在足部的体征】 没有。贫血是血管里血液成分问题,足部没有和血管相对应的反射区。

【足疗与老年期贫血的关系】 贫血症属造血系统疾病,足部有与造血系统相对应的反射区。

【足疗调理老年期贫血的处方】

$$\left.\begin{array}{l}\text{基本反射区:肾、输尿管、膀胱、尿道}\\ \text{重点反射区}\left\{\begin{array}{l}\text{症状区:颈椎、胸椎、腰椎、骶尾骨}\\ \text{相关区:垂体、肾上腺、胃、小肠、大肠、肝胆、腹腔神经丛、}\\ \qquad\qquad\text{脾、胸腺、上下身淋巴腺}\end{array}\right.\end{array}\right.$$

【足疗对老年期贫血的作用】 刺激颈椎、胸椎、腰椎、骶尾骨反射区,可促进人体造血功能,增加血液中的红细胞,矫正贫血。

刺激垂体、肾上腺反射区,可分泌激素刺激骨髓的造血功能。

刺激胃、小肠、大肠、肝胆腹腔神经丛反射区,可加强消化系统功能,纠正老年人因营养不良而导致的贫血症。

刺激脾、胸腺、上下身淋巴腺反射区,提高老年人的免疫功能,防治慢性病,利于贫血的预防和治疗。

【注意事项】

1. 贫血不可怕,关键是在于找到贫血的原因,针对原因治疗才能纠正贫血症状。

2. 老年人消化系统功能减退,合理、全面的营养饮食,保护、提高消化系统功能能很好防止贫血症的发生。

3. 积极治疗各种引起贫血症的疾病,贫血症就能改善。

4. 老年人慢性病多,服药多,一定要看清药品说明书,注意慎用易造成骨髓抑制的药物。

（二）淋巴系统（免疫系统）

1. 解剖位置　淋巴系统由淋巴管道、淋巴器官、淋巴组织组成。

淋巴管道——由大、小淋巴管道及毛细淋巴管道组成，是输送淋巴液的管道。

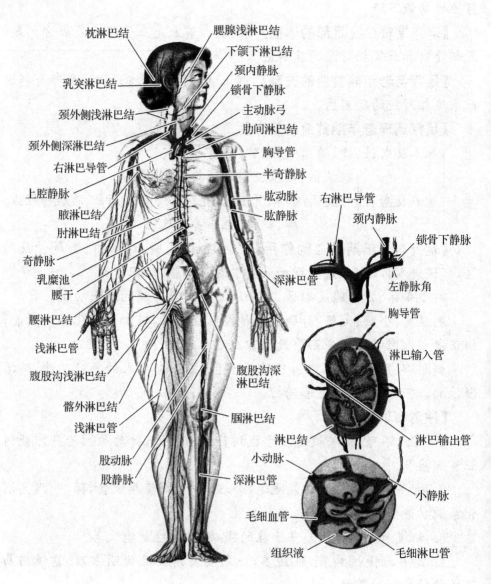

图 2-8　淋巴系统模式图

淋巴器官——由具有产生淋巴细胞、滤过淋巴液和参与免疫反应等功能的器官组成,如淋巴结、脾脏、胸腺、扁桃腺等。

淋巴组织——由含有大量淋巴细胞的网状结缔组织组成,主要分布在消化管及呼吸道等处的黏膜中,具有防御能力。

2. 生理功能

(1) 回收脂肪、蛋白质,运送营养物质:是静脉的辅助结构,帮助把有营养的体液输送回心脏。

(2) 消除组织中的细菌、毒素、寄生虫或肿瘤细胞。

(3) 淋巴结能产生淋巴细胞和浆细胞,参与免疫反应。

3. 淋巴系统反射区的组成　脾、扁桃腺、胸腺、上身淋巴腺、下身淋巴腺、腹股沟。

4. 淋巴系统反射区的常见病　类风湿关节炎,支气管哮喘,反复性口腔溃疡。

类风湿关节炎

类风湿关节炎是一种以周围关节对称性损害为主的,多系统受累的慢性炎症性疾病。其发生与免疫反应有关。

【病因】　类风湿关节炎的病因、发病机制目前尚不清楚。可能与下列因素有关。

1. 遗传　类风湿关节炎患者家族中的发病率比健康人家族高2~10倍。

2. 感染　可能与某些病毒有关,如 EB 病毒、风疹病毒、单纯疱疹病毒等。可能与某些细菌有关,如白喉棒状杆菌、结核分枝杆菌等。另外支原体感染也可能是引起本病的直接原因。

3. 免疫反应　可能与机体对自身一种未肯定的抗原免疫病理反应有关。

4. 内分泌失调　可能由于垂体和肾上腺皮质机能低下造成内分泌紊乱。

5. 其他　寒冷、潮湿、精神创伤、营养不良、疲劳、外伤等为诱发因素。

【症状】

1. 关节表现　①关节晨僵:常于关节较长时间不活动时发生,尤其是清晨最为明显,活动后减轻。②关节肿胀:早期即出现,呈对称性,累及多个关节——指、掌、腕、肩、肘、趾、踝、膝等关节,少数累及颈椎、颞颌关节。以上关节有肿胀和疼痛。晚期病人可发现关节畸形及功能障碍。

2. 关节外表现　有类风湿结节、类风湿血管炎、心脏病、肺病、神经系统、血液系统、干燥综合征、肾脏等。

【类风湿关节炎在足部的体征】　免疫系统如脾脏、胸淋巴腺、上下身淋巴腺反射区触摸有气泡阳性物,疼痛。运动系统如膝、肩、髋等反射区触摸有气泡阳性物,疼痛。

【足疗与类风湿关节炎的关系】　类风湿关节炎是自身免疫性疾病并侵犯全身关节,足部有免疫系统和运动系统的反射区。足疗可对症治疗。

【足疗调理类风湿关节炎的处方】

全足:62个反射区

重点反射区
　　症状区:免疫系统:脾、胸淋巴腺、扁桃腺、上下身淋巴腺、腹股沟
　　相关区
　　　内分泌系:垂体、肾上腺、甲状腺、生殖腺等
　　　肘、肩、膝、髋关节

【足疗对类风湿关节炎的作用】

进行全足刺激,促进血液循环,起止痛、消肿作用。

刺激免疫系统反射区,提高调整免疫功能,提高人体的抵抗力,减少感染机会。

刺激内分泌系统反射区,调整内分泌功能的平衡,有利类风湿关节炎的防治。

刺激肘、肩、膝、髋关节反射区,改善关节局部血液循环,促进渗出物吸收,缓解肌紧张。

【注意事项】

1. 急性期,患者以静养为主,可使关节休息,预防畸形。一般2周

以后就要逐渐活动，可防止肌肉萎缩和增加关节功能。

2. 急性期就可足疗，可促进血液循环，止痛、消肿。既能针对该病的致病因素进行调理，又无任何副作用。

3. 足疗时间要长，要坚持1年以上，然后再转入长期保健。

支气管哮喘

支气管哮喘简称哮喘，是过敏原导致细支气管痉挛收缩、黏膜肿胀、分泌黏稠液使管腔变窄、呼吸时气体进出受阻而引起呼吸困难。其特点是吸气短，呼气长。

【病因】

变态反应学说：具有特异性体质的人接触外源性过敏原后，产生抗体。当该种过敏原再次进入体内时，引起过敏反应：释放各种炎性介质，使气道平滑肌痉挛，血管通透性增加，黏膜水肿、渗出、腺体分泌增加，导致管腔狭窄、阻塞。

神经受体失衡学说：支配支气管的神经：胆碱能神经、肾上腺素能神经，这类神经包含有使气道平滑肌收缩和舒张的受体。如这些受体平衡失调，导致气道平滑肌收缩和气道口径缩小。

其他：药物、寒冷天气下的运动、月经、心理因素、胃－食管反流等。

【症状】　先兆症状有鼻、眼睑发痒、流涕、打喷嚏、胸闷。随后胸闷咳嗽加重，并出现喘鸣和呼吸困难。严重者病人不能平卧，常被迫采取坐位或端坐呼吸，有干咳或咳出大量白色泡沫痰。发作短者可在2小时内缓解，长者可持续数天或更长时间。

【支气管哮喘在足部的体征】　支气管反射区上颜色变深，纹路增加，触摸有气泡阳性物。免疫系统如胸淋巴腺反射区上触摸有气泡阳性物。

【足疗与支气管哮喘的关系】　支气管哮喘病是免疫变态导致肺及支气管出现症状，足部有免疫系统和肺及支气管的反射区。

【足疗调理支气管哮喘的处方】

基本反射区：肾、输尿管、膀胱、尿道

重点反射区 ｛ 症状区 ｛ 免疫系统：扁桃腺、胸淋巴腺、脾、上身淋巴腺、肺及支气管

相关区：小脑脑干、腹腔神经丛、肾上腺、甲状腺

【足疗对支气管哮喘的作用】 支气管哮喘都是过敏导致，很多过敏原无法避免，只有调整人体免疫功能，才能减轻和缓解过敏症状。足部的免疫反射区和人体免疫器官相对应，刺激免疫系统反射区，可调整人体免疫功能。

刺激肺及支气管反射区可直接调整病灶区；刺激小脑脑干、腹腔神经丛反射区可调节中枢神经及自主神经；刺激肾上腺、甲状腺可起到脱敏抗炎和促进新陈代谢作用。

整个配方作用在于调节中枢神经及自主神经功能，调整免疫系统功能，改变机体异常反应性，脱敏抗炎，改善呼吸机能，从而控制哮喘的发作。

【注意事项】

1. 目前西医对支气管哮喘还只能控制症状而不能控制疾病，原因是致敏因素比较复杂，很难真正避开过敏原。

2. 足疗不仅能控制症状，对控制疾病也有一定的作用。这是因为足疗可调整机体的免疫功能，从而调整免疫变态反应。

3. 支气管哮喘大多在冬季发病，足疗可长期做，尤其是在夏天，做足疗可增强免疫力，以减轻冬季发作时的症状和病情，并促进其健康。

复发性口腔溃疡

复发性口腔溃疡也称"口疮"，是一种反复发作的口腔黏膜小溃疡。其特点是反复发作，不治自愈，愈后又复发。另外女性患病者多。

【病因】 长期以来，一直认为该病是病毒感染所致。但又没有确凿的证据，而且也难以解释为什么会反复发作的特点，所以该病原因不明。

近年来，随着对该病的研究，许多学者提出它是属自身免疫疾病的一种。并且认为食物过敏反应可能是最主要的原因，如花生、肉桂调料、辣椒、橘子、柠檬等。次要原因可能是外伤、精神因素、内分泌失调、消化不良、便秘等。

【症状】

好发区域——溃疡好发于唇内侧、舌尖、软腭等角化层较差的区域。

疼痛——患者常因疼痛而惧怕进食,导致患者大多有营养不良。

淋巴肿大——颌下淋巴会经常肿大,且有压痛。

消化系统症状——有的患者有胃灼热感、腹胀、腹泻等症状。

反复发作——溃疡一般在7～10天左右愈合,但又可在黏膜的其他部位复发,此起彼落。

【复发性口腔溃疡在足部的体征】 上下颌反射区触摸有气泡阳性物,疼痛。

【足疗与复发性口腔溃疡的关系】 复发性口腔溃疡属免疫变态反应,病灶区在口腔。足部有与免疫系统和口腔相对应的反射区。

【足疗调理复发性口腔溃疡的处方】

基本反射区:肾、输尿管、膀胱、尿道

重点反射区 ｛ 症状区:上下颌、三叉神经

相关区 ｛ 免疫系统:扁桃腺、胸淋巴腺、脾、上身淋巴腺等

肾上腺、胃、大肠、小肠、垂体、甲状腺、生殖腺

【足疗对复发性口腔溃疡的作用】

刺激上下颌、三叉神经、免疫系统反射区是对症治疗。

刺激肾上腺反射区可起止痛、脱敏、抗炎作用。

刺激胃、大肠、小肠反射区可调节消化系统功能,防治便秘,减少溃疡的诱发因素。

刺激垂体、甲状腺、生殖腺反射区可调节内分泌功能,消除致病因素,防止复发。

【注意事项】

1. 首先要查找溃疡的原因,消除致病原因,对防止复发是关键。

2. 足疗对复发性口腔溃疡有很好的疗效,不光能缩短病程,改善症状,对治愈也有很大作用。

3. 足疗调理复发性口腔溃疡的时间需长些,连续做3个月,甚至更长些,视病情而定。

4. 患者情绪要稳定,心情要舒畅。睡眠要充足,并忌辛辣食物。

六、足疗与内分泌系统疾病

1. 解剖位置　内分泌系统是由无管腺组成的内分泌器官构成,包括脑垂体、甲状腺、甲状旁腺、肾上腺、松果体、胰岛、性腺、胸腺。

2. 生理功能　内分泌细胞分泌的化学物质叫激素,直接进入血液,经血液循环运输到全身各处。激素作用的细胞或器官叫靶细胞或靶器官,激素通过靶细胞或靶器官对人体的新陈代谢、生长、发育、生殖等发挥重要的作用。

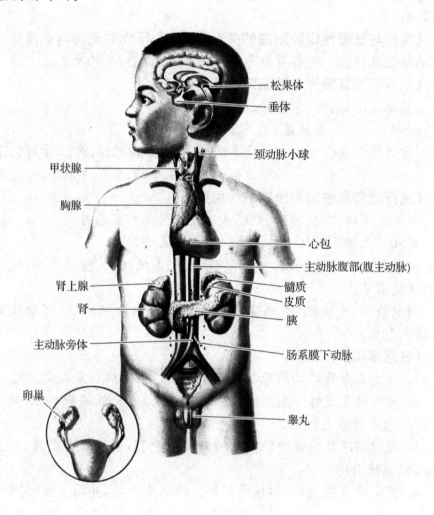

图 2-9　内分泌腺概观

3. 内分泌系统反射区的组成　垂体、甲状腺、甲状旁腺、肾上腺、胰腺、生殖腺。

4. 内分泌系统的常见病　糖尿病、甲亢、痛风、更年期综合征、骨质疏松、血脂异常症。

糖 尿 病

糖尿病是以持续高血糖为基本生化特征的一种综合征。

【病因】　糖尿病的病因十分复杂,但归根到底是由于遗传、疾病、环境等共同作用下导致胰岛素分泌绝对或相对不足或靶组织细胞对胰岛素敏感性的降低,引起糖、蛋白、脂肪、水和电解质等一系列代谢紊乱。在 B 细胞产生胰岛素、血液系统运送胰岛素、靶细胞接受胰岛素并发挥作用这三个步骤中任何一个环节发生问题均可引起糖尿病的发生。

糖尿病分原发性和继发性两大类。

原发性:又分为Ⅰ型糖尿病(胰岛素依赖型)和Ⅱ型糖尿病(非胰岛素依赖型)。原发性糖尿病与遗传、自身免疫、病毒感染、基因突变及不良生活习惯等有关。

继发性:主要是由于其他疾病而导致的。

【症状】

Ⅰ型糖尿病可发生在任何年龄,但以青少年多见,一般起病急,"三多一少"症状明显,需依赖胰岛素治疗维持生命。

Ⅱ型糖尿病可发生在任何年龄,但以中老年多见,大都起病缓慢,"三多一少"症状相对明显或不明显,不依赖胰岛素,但病情加重也需胰岛素的控制。

随着糖尿病得病时间的延长或病情加重,体内的代谢紊乱得不到控制,可导致眼、肾、神经、血管和心脏等组织器官的慢性并发症,最终发生失明、尿毒症、下肢坏疽、脑中风或心肌梗死,甚至危及生命。

【糖尿病在足部的体征】　胰脏反射区触摸有条索状、软块阳性物,疼痛。糖代谢敏感区触摸有软块、颗粒状阳性物,疼痛。

【足疗与糖尿病的关系】　足部有与胰脏相对应的胰反射区,有与糖尿病相关联的内分泌系统反射区。

【足疗调理糖尿病的处方】

全足：62 个反射区

重要反射区
- 症状区：胰、糖代谢敏感区
- 相关区
  - 内分泌系统：垂体、肾上腺、甲状腺等
  - 小脑脑干、大脑、眼、心、肾
  - 免疫系统：脾、胸淋巴腺、上下身淋巴腺等

【足疗对糖尿病的作用】

刺激胰和糖代谢敏感区可调整胰脏内分泌功能，增强胰岛素的敏感性。

刺激内分泌系统的反射区可调整内分泌功能，促进代谢。

刺激小脑脑干、大脑、眼、心、肾等相关区的反射区可预防和治疗糖尿病的并发症。

刺激免疫系统，增强糖尿病人抗病能力。

【注意事项】

1. 预防和控制糖尿病最经典的方法是：管好你的嘴，迈开你的腿。

再加上胰反射区的疼痛、阳性物，小腿上糖代谢敏感区的体征都能提早告知体内血糖的异常，做到早预防。

2. 年龄 40 岁以上，血糖在 5.6 以上，再加查餐后 2 小时的血糖。

3. 一旦发现足部有血糖异常体征，不要管血糖指标是否高，都要注意饮食和锻炼，并做足疗。一旦确定为糖尿病，要坚持做足疗，足疗调理糖尿病会带来很好的效果。

4. 糖代谢敏感区：小腿内侧、踝骨四横指上→内侧小腿肚间。

甲状腺功能亢进

甲亢是甲状腺功能亢进症的简称，是指由多种原因引起体内甲状腺激素分泌过多或因甲状腺素在血液中水平增高所导致机体的神经系统、循环系统、消化系统等全身的临床综合征。

【病因】 各种原因引起甲状腺素分泌过多就会发生甲亢。自身免

疫功能异常、垂体瘤、某些恶性肿瘤、卵巢畸胎瘤、医源性甲亢、暂时性甲亢、碘甲亢等。

【症状】

神经系统：易怒、思想不集中、失眠、严重的有狂躁或精神分裂症。

循环系统：心悸、胸闷、气短，严重的可发生甲亢性心脏病。

消化系统：食欲亢进，多食消瘦。老年甲亢病人可有食欲减退、厌食。

生殖系统：女性月经减少或闭经，男性有阳痿或乳腺发育。

造血系统：血中淋巴细胞及单核细胞增多，但白细胞计数偏低。血小板寿命较短，有时出现紫癜。会有轻度贫血。

肌肉骨骼系统：有肌无力及肌肉萎缩，骨质疏松。

代谢方面：疲乏无力、怕热多汗、消瘦、低热。糖耐量异常，血总胆固醇降低。

【甲亢在足部的体征】　甲状腺反射区触摸有气泡，疼痛。

【足疗与甲亢的关系】　足部有与甲状腺相对应的甲状腺反射区及内分泌系统、免疫系统相对应的反射区。

【足疗调理甲亢的处方】

全足：62 个反射区

症状区：甲状腺

重点反射区
相关区
内分泌系统：垂体、肾上腺、胰、生殖腺等
神经系统：大脑、小脑脑干等
循环系统：心、肺
消化系统：胃、小肠、大肠、肝胆
生殖系统：卵巢、乳腺、阴道等
造血系统：颈椎、胸椎、腰椎、骶、尾骨
泌尿系统：肾、输尿管、膀胱、尿道、下腹部
免疫系统：扁桃腺、胸淋巴腺、脾、上下身淋巴腺等

【足疗对甲亢的作用】　刺激甲状腺反射区，调节甲状腺功能。

刺激内分泌系统反射区调整内分泌系统功能，利于甲状腺功能的

改善。

针对甲亢的症状,在足部都有其相对的反射区,刺激这些反射区起调整各系统作用,减轻因为甲状腺功能失调引起的各种症状。

刺激免疫系统反射区,调整因免疫混乱导致的自身免疫性甲亢。

【注意事项】

1. 首先要找寻促使甲状腺素分泌过多的原因,从根本上解决甲亢。
2. 患甲亢的人一定要调节情绪,减少精神刺激,积极快乐地生活。
3. 足疗调理甲亢优于药物治疗且无药物治疗的副作用,但需坚持。

痛 风

痛风是由于体内长期嘌呤代谢障碍、血尿酸增高及尿酸盐结晶沉积引起组织损伤的一组异质性疾病。

其特点是高尿酸血症、特征性急性关节炎反复发作、痛风石形成,严重时可累及肾实质。

【病因】 痛风分原发性和继发性。

【原发性】 在原发性痛风患者中,10%～25%的患者有阳性家族史;1%～2%的患者有先天性酶缺陷,使嘌呤合成与分解代谢发生障碍;其他原因不明。

【继发性】 继发性痛风是由某些疾病如肾脏病、白血病、肿瘤等,或者由某些药物如利尿剂、化疗药等,或者由肥胖症饥饿疗法等引起的高尿酸血症所致。

有些疾病可增加痛风的危险性,如高血压、糖尿病、肥胖、血脂异常症等代谢疾病。

有些食物是痛风的诱发因素,如酒、高嘌呤食物等。

另外受寒、劳累、感染、创伤和手术等也是痛风的诱发因素。

所以,痛风是先天性遗传缺陷加上后天的一些内外因素共同作用的结果。

【症状】 痛风好发40岁以上的中老年人,男性占95%。常在午夜突发疼痛,以脚拇趾及第一跖骨关节最为多见,其次为跟、膝、腕、指、肘等关节。初次发病多单一关节受累,反复发作可多关节受累,呈红、肿、热、痛并可伴有关节腔积液。有的还伴有发热、白细胞增多等。

随着病情的发展,进入痛风慢性期,可出现痛风石、肾脏损害,主要表现为痛风性肾病和尿路结石。

【痛风在足部的体征】 甲状旁腺反射区触摸疼痛,凸出。肾反射区触摸有气泡,疼痛。运动系统如膝、肘、肩反射区触摸有气泡,软块阳性物,疼痛。

【足疗与痛风的关系】 足部有促进嘌呤代谢的反射区如甲状腺、胰等;有促进尿酸排泄的肾等反射区。

【足疗调理痛风的处方】

基本反射区:肾、输尿管、膀胱、尿道(开始和结束各做 3 分钟)

重点反射区 ┬ 症状区:内分泌系统(垂体、甲状腺、胰等)
          └ 相关区 ┬ 肾、大小肠、肝胆、肘、膝
                  └ 淋巴系统:胸淋巴腺、脾、上下身淋巴腺等

【足疗对痛风的作用】

足疗虽然无法改变先天性遗传缺陷造成的痛风,但能使后天的一些致病因素得到修正。

刺激内分泌系统,调整因内分泌失调引起的痛风。

刺激肾及肠等反射区促进嘌呤的代谢。

刺激病区的关节反射区和免疫系统反射区起消炎、止痛和修复作用。

【注意事项】

1. 预防比治疗更重要,防止诱因和积极治疗原发病是对痛风最好的治疗。

2. 避免高嘌呤食品,如肉类、豆类、动物内脏等。

3. 戒酒,少喝浓茶、咖啡、少吃火锅食物。

更年期综合征

更年期是指妇女卵巢功能逐渐消退至完全消失的一个过渡时期。

更年期妇女约有 1/3 能通过神经、内分泌的自我调节达到新的平衡而无自觉症状出现,而另 2/3 妇女不能适应生理性内分泌改变,则出现一系列性激素减少所致的症状,称更年期综合征。

【病因】 由于雌激素水平下降而导致神经及内分泌失调。还有一些人由于切除了卵巢,或进行卵巢放疗、化学治疗,从而导致双侧卵巢丧失功能,造成人为的雌激素分泌停止或失调,也会导致更年期综合征的发生。

社会因素是更年期综合征发生的刺激源。家庭变化、工作压力导致身体内环境如生理生化免疫等系统的改变,从而增加更年期阶段疾病的易感性。一些平时心理承受能力差,神经脆弱,具有神经质心理个性的妇女就会出现明显的综合征的症状。

【症状】

泌尿生殖系统方面:月经紊乱,生殖器开始萎缩,易发生膀胱炎、尿道炎、老年性阴道炎等。

神经系统方面:忧郁、喜怒无常、烦躁、思想不集中、潮红燥热伴出汗、失眠等。

心血管系统:心悸、心动过速或过缓、血压升高和假性心绞痛等。

代谢功能紊乱:脂肪、糖、水盐、钙磷等代谢失常。

另外还有皮肤,如皮肤失去弹性、出现皱纹干燥及粗糙等。

【更年期综合征在足部的体征】 垂体反射区触摸有气泡、颗粒阳性物,疼痛。甲状腺反射区上长茧,触摸有气泡。生殖腺反射区触摸有气泡、疼痛。

【足疗与更年期综合征的关系】 更年期综合征属内分泌系统疾病,足部有与内分泌系统相对应的反射区。另外针对出现的一些病理症状,寻找出在足部相对应的反射区。

【足疗调理更年期综合征的处方】

全足:62 个反射区

重点反射区
- 症状区:内分泌系统(垂体、甲状腺、肾上腺、生殖腺等)
- 相关区:前额、小脑脑干、大脑、三叉神经、腹腔神经丛、免疫系统

【足疗对更年期综合征的作用】 更年期综合征是由于内分泌失调和自主神经系统的失调引起的一系列症状。足疗中刺激相关的反射区能促使内分泌平衡,促使自主神经系统恢复正常,还能提高免疫力,所以足疗对更年期综合征有很好的疗效。

刺激垂体等反射区,调整内分泌系统功能。

刺激前额等反射区,调整神经系统功能。

刺激免疫系统反射区,提高免疫力。

【注意事项】

1. 足疗处方是调理更年期综合征的常规处方,另外要根据更年期综合征表现的不同症状而加症状反射区。如泌尿系统症状加尿道阴道、下腹部等。

2. 更年期是一种生理现象,每个人都要经历这个时期,只有从容淡定面对更年期,才会顺利渡过这个非常时期而减轻更年期综合征的发生。

骨质疏松

骨质疏松是一种全身骨量减少,骨组织显微结构改变,骨强度下降、骨脆性增加及易导致骨折的全身骨骼疾病。

【病因】

年龄因素——大多数老人,骨质疏松的严重程度随年龄增加而加重。

内分泌因素——性激素下降,使骨质疏松。妇女特别明显。

营养因素——长期低钙饮食。

生活因素——不良的生活习惯,如吸烟、过度饮酒,过少或过度运动。

药物因素——一些药物如镇静剂、止痛药、糖皮质激素药等的副作用。

遗传因素——基因变异,有家属遗传性。

疾病因素——一些疾病可继发骨质疏松如:糖尿病、肾衰竭、肾移植后、肝硬化、慢性胰功能不全、胃肠部分切除等。

【症状】 骨质疏松最大的危险是容易骨折,在骨折之前有些严重患者,可出现腰背、关节疼痛,但很多人没有太明显症状,常常是无声无息的。所以平时出现的一些现象要重视。

(1)疼痛,主要以腰背痛最常见,特点有:白天疼痛轻,晚上和清晨醒来重。久坐久站疼痛加重。弯腰、咳嗽、大便用力时加重。

(2)身长缩短。

(3)骨折:脊椎压缩性骨折、椎间盘膨出等,往往是经体检查出。

(4)呼吸功能下降:压缩性骨折导致胸廓畸形,出现胸闷气短、呼吸困难。

【骨质疏松在足部的体征】 甲状旁腺反射区触摸有气泡。

【足疗与骨质疏松的关系】 足疗针对骨质疏松的病因,如内分泌因素,疾病因素等,足部有其相对应的反射区。

【足疗调理骨质疏松的处方】

基本反射区:肾、输尿管、膀胱、尿道

重点反射区 { 症状区:内分泌系统(垂体、甲状腺、甲状旁腺、生殖腺等)

相关区:肾上腺、胃、大小肠、肝胆、胰、腹腔神经丛

【足疗对骨质疏松的作用】 足疗对骨质疏松是一种"补充治疗"。最好的方法是早期发现,妇女35岁以上,通过足疗早期的调理起到预防骨质疏松的作用。

刺激内分泌系统,其中刺激甲状腺和甲状腺旁腺能改善因骨质疏松引起的腿部抽筋。刺激生殖腺帮助钙的吸收。

刺激肾上腺起止病抗炎作用。

刺激大小肠等消化系统调整肠胃功能帮助吸收钙。

【注意事项】

1. 骨质疏松的发生除了内分泌因素还有很多因素,所以要针对病因增加反射区。

2. 骨质疏松的预防比治疗更重要。建议:

(1)补充钙质——以食物钙质为主,药物钙质为辅。

(2)运动——运动是最好的补钙,但老年人要量力而行,以防意外。

(3)常晒太阳——皮肤产生维生素 D_3,有利于钙的吸收。

（4）戒烟少酒——烟、酒、咖啡等都会导致骨质疏松。

（5）经常检查骨密度——便于早期发现，早期预防、早期治疗。

血脂异常症

血脂异常症是指血液中脂类物质该低的不低，该高的不高，因而产生一系列的并发症。

血液中的脂肪类物质（简称脂质），统称为血脂。再具体准确地说，血脂是人体血浆中的脂肪。

血脂中的成分：胆固醇（也称总胆固醇）、甘油三酯、磷脂等。

在脂蛋白中有的指标过高就会对身体不利，如胆固醇、甘油三酯、低密度脂蛋白。但有的指标要高才会对身体有利，如高密度脂蛋白。

【病因】　主要有两大类。

1. 遗传因素。

2. 后天的环境因素　生活方式、药物作用、内分泌代谢障碍、某些疾病。

【症状】　血脂异常大多没不适症状，仅少数人会有头昏目眩、乏力肢软、胸闷纳差及下肢水肿等症状。

【血脂异常症在足部的体征】　没有。因为血脂是指血管中血液的成分，足部没有和血管、血液相对应的反射区。

【足疗与血脂异常症的关系】　足疗对后天环境因素引起的血脂异常症有调节作用。如内分泌系统的反射区，某些疾病相对应的反射区，促进胆固醇的代谢反射区等。

【足疗调理血脂异常症的处方】

全足：62 个反射区

重点反射区 { 症状区：内分泌系统（垂体、甲状腺、胰等）
相关区：肝、胆、消化系统

【足疗对血脂异常症的作用】　血脂异常是代谢疾病，刺激垂体等反射区，调整内分泌系统功能。

胆固醇的代谢出路有两条：一条是进入肝脏转化为胆酸，这与肝脏功能有直接关系,刺激肝胆反射区提高肝脏功能;另一条路是胆酸需经肠道排出体外,刺激消化系统可促使肠道的蠕动,减少肠壁对胆固醇的吸收。

【注意事项】

1. 治疗血脂异常症最好的医生是自己;心理平衡、合理膳食、适量运动、戒烟限酒,健康生活。

2. 积极治疗影响血脂异常的有关疾病。

3. 不要滥用保健品。因成分不明,疗效不确切,切勿把有限的资源投入到无效的治疗中去。

七、足疗与生殖系统疾病

1. 解剖位置　生殖系统分男性生殖系统和女性生殖系统。生殖系统由生殖器官组成。生殖器官分外生殖器官和内生殖器官。生殖器官按功能分又分为主要生殖器官和附属生殖器官。

主要生殖器官又称性腺:女性——卵巢;男性——睾丸。

附属生殖器官:女性——子宫、输卵管、阴道、外阴部;男性——附睾、输精管、精囊腺、射精管、前列腺、阴茎。

2. 生理功能　主要生殖器官又称生殖腺或性腺,它们除产生生殖细胞(精子或卵子)外,还兼有内分泌机能(产生雄激素或雌激素)。

3. 生殖系统反射区的组成　生殖腺、前列腺、尿道及阴道、腹股沟、下腹部、胸。

4. 生殖系统的常见病　前列腺增生症、子宫肌瘤、乳腺小叶增生、性功能障碍、老年性阴道炎。

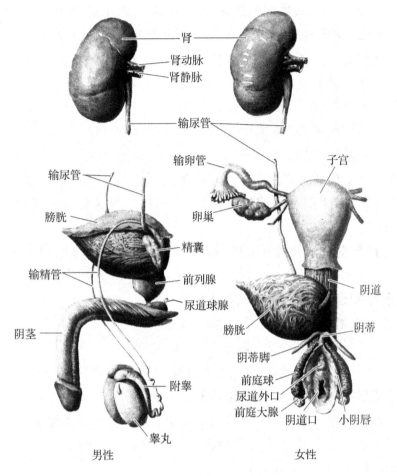

图 2-10　泌尿生殖系统概观

前列腺增生症

前列腺增生症又叫前列腺肥大,是指前列腺腺泡间的结缔组织及平滑肌束增生,是前列腺的一种良性病变。

【病因】　前列腺增生是男性常见病。它的发病率是随着年龄的增长而增高的。40 岁以后前列腺就开始增生了。50 岁以后发病率为 50%,然后随年龄增加,每增加 1 岁,发病率递增 1%。80 岁以后可达 90% 以上。所以本病和男性激素有关。

【症状】 医学上把前列腺增生划分为组织学前列腺增生和临床学前列腺增生,临床前列腺增生有症状称为前列腺增生症。

症状有 5 个字概括:多、急、慢、细、滴。

多——夜尿多。

急——说尿就尿,控制不住。

慢——小便不爽,尿流慢。

细——尿流变细。

滴——小便费力不爽,尿滴沥而下。

【前列腺增生症在足部的体征】 前列腺反射区触摸有气泡、软块阳性物,疼痛。

【足疗与前列腺增生症的关系】 足部有与前列腺相对应的前列腺反射区。

【足疗调理前列腺增生症的处方】

基本反射区:肾、输尿管、膀胱、尿道

重点反射区 ⎰ 症状区:前列腺、下腹部
⎱ 相关区:垂体、生殖腺、甲状腺、肾

【足疗对前列腺增生症的作用】

刺激前列腺反射区,修复前列腺器官,使前列腺停止增生。

刺激垂体及生殖系统的反射区,可调节内分泌功能。

刺激肾反射区,减轻前列腺增生的症状。

【注意事项】

1. 年龄是前列腺增生症发病的基本因素之一,男性 40 岁以后,人体各组织器官开始走下坡路,内分泌失调,促使前列腺增生,此时如重视前列腺问题就能起到早预防。足疗对预防前列腺增生效果明显。

2. 吸烟会促进前列腺增生症,过量饮酒会加重前列腺增生症,所以要戒烟限酒。

3. 前列腺增生不会癌变,但可以与前列腺癌共存,所以要排除癌症,做血 PSA 特异抗原的检查。

子宫肌瘤

子宫肌瘤是发生于子宫的一种良性病变,是由于某些子宫平滑肌细胞过度增长而在子宫上形成一个个的肌肉性包块。

按子宫肌瘤生长的部位分:浆膜下肌瘤、肌壁间肌瘤、黏膜下肌瘤。

【病因】 子宫肌瘤的确切病因至今未明,现医学界比较成熟的认识有几个方面:

1. 与雌激素有关 年龄 30～50 岁的妇女好发,20 岁前的少女或 60 岁以上的老年人患病的很少。肥胖的人易患。另外,专家发现,除了与雌激素有关,还与孕激素、雄激素等生物效应的发挥有关,如口服避孕药、运动过少的人易患,未生育的人比生育的妇女易患等。

2. 与遗传有关 25%～50%的子宫肌瘤存在细胞遗传学的异常。

3. 与免疫有关 子宫肌瘤的发生有可能有免疫方面的因素。

4. 与情志有关 因精神因素造成子宫肌瘤,这是中西医共同的观点。

【症状】 子宫肌瘤大部分没有明显的临床症状。一部分的常见症状是:子宫异常出血,多为月经量多、经期延长,甚至淋漓不净;白带增多,甚至有血性白带;当子宫增大时,可出现邻近器官的压迫症状,如尿频、大便不畅或肛门有坠胀感,有的伴有下腹坠胀、隐痛、腰酸痛、乳房胀痛等。

【子宫肌瘤在足部的体征】 子宫反射区触摸有气泡、软块。疼痛。

【足疗与子宫肌瘤的关系】 足部有与子宫器官相对应的子宫反射区。

【足疗调理子宫肌瘤的处方】

基本反射区:肾、输尿管、膀胱、尿道

重点反射区 { 症状区:子宫

相关区 { 大脑、垂体、甲状腺、肾上腺、生殖腺、下腹部

免疫系统:下身淋巴腺、腹股沟等

【足疗对子宫肌瘤的作用】 刺激子宫反射区,直接调理症状区,促

进子宫的血液循环,活血化瘀,促进肌瘤的消散,使肌瘤缩小或消失。

刺激大脑、垂体、甲状腺、肾上腺、生殖腺反射区,目的调节内分泌平衡,减少因雌激素的作用而导致患病的因素。

刺激下腹部反射区可改善子宫肌瘤患者下腹部的不舒服感。

刺激免疫系统反射区,可提高机体的免疫力,减少患病机会。

【注意事项】

1. 注意定期复查,防止肌瘤增大或变性,有以下情况者最好手术治疗:

(1) 月经量多继发贫血者。

(2) 肌瘤在短期内生长较快有恶变可能者。

(3) 肌瘤大如孕三个月大小的(相当于拳头大小)。

(4) 浆膜下肌瘤者。

2. 老年人慎用雌激素。老年人出现子宫肌瘤一定要查明原因,防止子宫的其他疾病。

3. 调畅情志,少思少虑,情格豁达,气血通畅则肌瘤不生。

4. 运动,减少肥胖症。

5. 足疗对子宫肌瘤有很好的调理作用。

乳腺小叶增生

乳腺小叶增生也称乳房囊性增生病,它是一种非炎症、非肿瘤的腺内组织增生。

【病因】 乳腺小叶增生的发病原因主要受内因和外因二大因素决定。

内因:内分泌失调,精神创伤、遗传因素等。

外因:化工、环境、饮食等。

【症状】 主要表现是乳房胀痛,少数为刺痛。乳房中有块状或呈结节状,质地不硬,经后可缩小。肿块及胀痛随月经周期的变化而改变,也随情绪变化而变化。腋下淋巴结不肿大。

【乳腺小叶增生在足部的体征】 胸(乳房)反射区触摸有气泡、软块阳性物。疼痛。

【足疗与乳腺小叶增生的关系】　足部有与乳房相对应的乳房反射区。

【足疗调理乳腺小叶增生的处方】

基本反射区：肾、输尿管、膀胱、尿道

重点反射区 { 症状区：胸(乳房)

相关区：垂体、卵巢、甲状腺、大脑、肝、肾、胸椎

【足疗对乳腺小叶增生的作用】

刺激胸(乳房)反射区，促进血液循环，把沉积在乳房内的代谢产物毒素等排出体外，调节乳腺功能。

刺激垂体、卵巢、甲状腺反射区起调节内分泌作用，针对病因，减轻症状。

刺激大脑反射区能调节情志，平稳心态。

刺激肝肾反射区起排毒作用，减弱外因对乳腺的影响。

刺激胸椎反射区，是因为胸椎和乳腺器官相投影，进一步促进乳腺的修复。

【注意事项】

1. 虽然乳腺小叶增生不属老年疾病，60岁以上患病率只占2%，但仅少数患者也需调理，且足疗调理乳腺小叶增生效果很好，这是我特意讲解此病的目的。

2. 现乳腺癌的发病率高，男性患乳腺癌也有上升趋势。我们学了足疗，知道了乳房的反射区，经常去摸一摸，能早期发现，早期治疗，这是我借乳腺小叶增生病的讲解而达到防乳腺癌的目的。

性功能障碍

男子性功能包括性欲、阴茎勃起和射精三个方面。男性性功能障碍是指这三个方面的病理性异常。男性性功能障碍最常见的是阳痿。

男性性功能障碍是老年人的常见病。70岁以上的发生率为86%。

【病因】　性功能障碍是随着年龄的增长而增加的。这是因为：

（1）老年男性血液中许多激素的浓度发生变化对性功能及勃起功能产生影响。

（2）正常老化过程中阴茎解剖结构的改变对勃起功能有明显的影响。

（3）老年人合并有其他疾病对勃起功能产生影响，其中最重要的是心血管系统的疾病。另外，前列腺增生症、糖尿病、慢性肝肾功能不全者、抑郁等。

【症状】 阴茎不能勃起或勃起不坚，并持续 3 个月以上不能完成性交。

【性功能障碍在足部的体征】 外侧生殖腺反射区触摸有气泡阳性物。后跟生殖腺反射区的皮肤上有茧性物。

【足疗与性功能障碍的关系】 足疗有与生殖腺相对应的睾丸等反射区。

【足疗调理性功能障碍的处方】

基本反射区：肾、输尿管、膀胱、尿道

重点反射区 ┌ 症状区：生殖腺
　　　　　　└ 相关区：大脑、垂体、甲状腺、肾上腺、下腹部、骶尾骨

【足疗对性功能障碍的作用】 刺激生殖腺、大脑、垂体、甲状腺、肾上腺反射区能调整性激素的作用，从而平衡血液中的激素。

下腹部和骶尾骨和生殖系统相投影，加以刺激，促进生殖器官的血液循环。修复生殖器官，使其恢复功能。

【注意事项】

1. 关心、体贴、理解老年人是治疗老年性功能障碍最好的药品。

2. 积极治疗引起老年性功能障碍的疾病。

老年性阴道炎

老年性阴道炎也称萎缩性阴道炎，绝经后妇女、切除双侧卵巢或盆腔放射治疗者，由于体内雌激素水平降低而导致阴道的炎症。该病多发于绝经后的老年女性，故称老年性阴道炎。

【病因】　老年性阴道炎是因为卵巢功能衰退,雌激素水平降低,阴道壁萎缩、黏膜变薄,上皮细胞糖原含量减少,阴道内酸度降低,pH上升,生殖器逐渐萎缩,局部抵抗力减弱,致病菌易入侵繁殖而引起的阴道炎症。

【症状】

(1) 阴道分泌物增多,呈水样,感染严重时分泌物为脓性,并有臭味。

(2) 外阴瘙痒、有灼热感,可伴有下腹坠胀和不适感。

(3) 如果尿道口感染,可出现尿频及尿痛。

【老年性阴道炎在足部的体征】　尿道及阴道反射区触摸有气泡、疼痛。

【足疗与老年性阴道炎的关系】　老年性阴道炎的病灶区在阴道,足部有与阴道相对应的阴道反射区。

【足疗调理老年性阴道炎的处方】

基本反射区:肾、输尿管、膀胱、尿道

重点反射区 ｛ 症状区:尿道及阴道、下腹部

相关区 ｛ 内分泌系统:垂体、肾上腺,甲状腺、生殖腺

免疫系统:下身淋巴腺、腹股沟等

【足疗对老年性阴道炎的作用】

治疗原则上是增加阴道抵抗力及抑制细菌生长。

刺激尿道及阴道、下腹部反射区,对症调理,可增加阴道的抵抗力,改善症状。

刺激内分泌系统反射区,调节内分泌功能,改善因雌激素下降而造成的症状。

刺激免疫系统反射区,可增加全身和局部的抵抗力,并很好地抑制细菌生长。

【注意事项】

1. 老年性阴道炎阴道分泌物会增加,但对有血性白带或有小量不规则出血者,应做宫颈防癌片检查,排除子宫恶性肿瘤。

2. 足疗对老年阴道炎有很好的调理效果,坚持做一段时间。

八、足疗与泌尿系统疾病

1. **解剖位置** 泌尿系统由肾脏、输尿管、膀胱、尿道四部分组成。

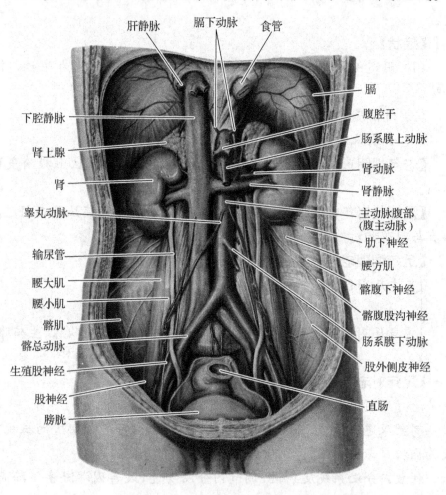

肝静脉　膈下动脉　食管

膈

腹腔干

肠系膜上动脉

肾动脉

肾静脉

主动脉腹部
（腹主动脉）

肋下神经

腰方肌

髂腹下神经

髂腹股沟神经

肠系膜下动脉

股外侧皮神经

直肠

下腔静脉

肾上腺

肾

睾丸动脉

输尿管

腰大肌

腰小肌

髂肌

髂总动脉

生殖股神经

股神经

膀胱

图 2-11　腹后壁（示肾及输尿管的位置）

2. **生理功能** 泌尿系统是人体排泄代谢废物最主要的途径。

3. **泌尿系统反射区的组成** 肾反射区、输尿管反射区、膀胱反射区、尿道反射区。

4. **泌尿系统的常见病** 尿路感染、尿路结石、慢性肾炎、肾病综合征、老年性尿失禁、膀胱炎、女性"前列腺疾病"。

尿路感染

尿路感染又称泌尿系感染,是指病原体经尿道口上行感染,或血行感染尿路的黏膜或组织而引起的炎症。

临床上分:上泌尿道感染——肾盂肾炎、输尿管炎;下泌尿道感染——膀胱炎、尿道炎。

【病因】 老年人是尿路感染的高发人群,女性发病率是男性的8~10倍。女性尿道短,细菌易上行侵入膀胱,且尿道口、阴道口与肛门口接近,为尿路感染提供了条件。男性的尿路感染与细菌性前列腺炎有关。另外,其他器官发生感染如肠炎、阑尾炎、败血症等,细菌经淋巴管或血液到肾脏,也容易引起尿路感染。

尿路感染的病原菌大多数是大肠埃希菌、副大肠埃希菌、变形杆菌和葡萄球菌等。

症状有尿频、尿急、尿痛,有时会出现血尿。尿道口红肿,可有黏液和脓性分泌物。严重时会有食欲减退,疲乏无力,呕吐等表现。上尿路感染有腰部酸胀不适症状。

【尿路感染在足部的体征】 肾、输尿管反射区触摸有气泡、条索状阳性物。尿道及阴道反射区触摸有气泡,疼痛。

【足疗与尿路感染的关系】 足部有与泌尿系统相对应的反射区,如肾、输尿管、膀胱、尿道及阴道反射区。

【足疗调理尿路感染的处方】

基本反射区:肾、输尿管、膀胱、尿道

重点反射区 { 症状区:泌尿系统:肾、输尿管、膀胱、尿道、下腹部

相关区 { 肾上腺

免疫系统:下身淋巴腺、腹股沟

【足疗对尿路感染的作用】

刺激泌尿系统反射区,有针对性地直接作用于尿路的器官,改善尿路刺激症状,并有排毒作用。

刺激肾上腺反射区可促进分泌激素,有助消除炎症。

刺激免疫系统反射区可激发体内的免疫功能,提高抗病能力。

老年人肾排泄功能差,药物易产生毒副作用,足疗安全无副作用,且疗效好。

【注意事项】

1. 注意泌尿系统的卫生,防止和避免感染的发生。

2. 劳逸结合,增强全身抵抗力。

3. 多喝水,增加尿液的排泄有助尿路的冲洗和灭菌。

尿路结石

尿路结石是肾、输尿管、膀胱和尿道结石的总称。是泌尿系统的常见病。

【病因】 尿液的质和量的改变;泌尿系统局部的因素;新陈代谢异常如甲状旁腺亢进、痛风、长期卧床等;环境因素。

【症状】

肾结石:腰部钝痛。疼痛可向对侧放射,或沿输尿管向膀胱、外生殖器、大腿内侧放射痛,往往绞痛后有血尿。

输尿管结石:突然发生剧痛,辗转不安,全身出冷汗,伴恶心呕吐。患侧下腹部有压痛。

膀胱结石:主要是排尿困难。有血尿,尿痛,或突然排尿中断,疼痛可放射至阴茎部、会阴部。

尿道结石:小腹胀痛,排尿细短,或尿潴留等。

【尿路结石在足部的体征】 肾、输尿管、膀胱和尿道反射区有小颗粒阳性物。

【足疗与尿路结石的关系】 足部有与泌尿系统相对应的反射区,如肾、输尿管、膀胱、尿道及阴道反射区。

【足疗调理尿路结石的处方】

基本反射区：肾、输尿管、膀胱、尿道

重点反射区 — 症状区：泌尿系统（肾、输尿管、膀胱、尿道、下腹部）

相关区：肾上腺、甲状旁腺、脾、下身淋巴腺、腹股沟

【足疗对尿路结石的作用】

刺激泌尿系统反射区，是直接作用于尿路结石的症状区，可增强输尿管的蠕动和促使输尿管平滑肌舒张的功能，促使结石向下移动和排出。

刺激肾上腺起止痛、消炎、脱敏作用。

刺激甲状旁腺，改善钙磷代谢，消除尿路结石的病因。

刺激脾等免疫系统反射区可消除症状区周围组织的炎症和水肿，促使尿路畅通，还能预防感染的发生。有结石就会有感染，有感染又会形成结石。

【注意事项】

1. 做足疗调理时边喝水边操作。

2. 平时要多喝水，多运动。

3. 注意饮食调整

（1）草酸钙结石：多食含维生素A食品，少食含草酸食品。

（2）磷酸盐结石：多食低磷低钙食物。

（3）尿酸盐结石：少食含嘌呤食物和胆固醇食物。

慢性肾炎

慢性肾炎是慢性肾小球肾炎的简称，是一组由多种病因引起的原发于肾小球的免疫性疾病。

肾炎分急性和慢性两种类型，急性肾炎常见于儿童与青少年，慢性肾炎多见于成年人。

【病因】　慢性肾炎多属于免疫介导性炎症。免疫反应是始动机制，但也有非免疫炎症机制参加，因而是在多种因素共同作用下，导致肾小球损伤。

免疫反应：①循环免疫复合物沉积在肾小球。②原位免疫复合物形成。③循环中致敏淋巴细胞与抗原作用，激活细胞，引起病变。

炎症反应：炎症细胞，炎性介质。

非免疫非炎症损伤：大量蛋白尿、大量糖尿、高血压、高脂血症、肾功能低下时摄入过多蛋白质及磷均可促使肾小球硬化。

【症状】

1. 起病缓慢、病情迁延，临床可轻可重，或时轻时重。随着病情发展，可有肾功能减退、贫血、电解质紊乱等情况出现。

2. 有水肿、高血压、蛋白尿、血尿、管型尿等表现中的一项或数项。临床表现多种多样，有时还可伴肾病综合征或重度高血压。

3. 病程中常因感染（如呼吸道感染）诱发肾炎急性发作，发作时有类似急性肾炎之表现。

【慢性肾炎在足部的体征】　肾反射区触摸有气泡、软块阳性物。

【足疗与慢性肾炎的关系】　足部有肾脏相对应的肾反射区。慢性肾炎是免疫反应，足部有免疫系统反射区。

【足疗调理慢性肾炎的处方】

全足：62个反射区

重要反射区 ┬ 症状区：肾、腹腔神经丛
　　　　　　└ 相关区 ┬ 肾上腺
　　　　　　　　　　　└ 免疫系统：扁桃腺、胸淋巴腺、脾、上下身淋巴腺

【足疗对慢性肾炎的作用】

刺激肾、腹腔神经丛反射区有利于肾脏功能的提高。

刺激肾上腺反射区起抗炎症、抗过敏的作用。

刺激免疫系统可起免疫作用，对细菌病毒的抗原产生抗体，从而减少肾病的复发。

【注意事项】

1. 防病比治病更重要，感染如呼吸道感染能诱发肾炎，所以提高身体的抵抗力，不感冒、少感冒是预防肾炎复发的最好办法。

2. 足疗以后，患者会有尿量增多、尿味变臭、尿的颜色变深等，是做足疗的正常有效的表现，需继续足疗。

3. 足疗调理慢性肾炎效果很好,但要坚持长期足疗。开始可连续多个疗程,然后坚持每周 1～2 次巩固。

4. 胸淋巴腺每次刺激最好是 100 次左右。

肾病综合征

肾病综合征是多种肾小球疾病引起的一组症状与体征,而并非独立疾病。它是由各种原因导致肾小球滤过膜损伤,使滤过膜的通透性增高,导致大量血浆蛋白从肾小球滤出。

【病因】 肾病综合征分原发性和继发性两大类。

原发性:是由肾脏本身的疾病引起。

继发性:常继发于过敏性紫癜性肾炎、系统性红斑狼疮性肾炎、糖尿病肾炎、类风湿关节炎。也有继发于药物中毒、肿瘤、感染等。

【症状】 临床上为"三高一低":高水肿、高尿蛋白、高脂血症,低血浆蛋白。

高水肿——多见于踝部,继而延及到全身。

高尿蛋白——尿化验,尿蛋白常在 3～4 个"＋",24 小时尿蛋白＞3.5 克,由于尿蛋白浓度高,小便呈泡沫状且不散。

高脂血症——血浆中胆固醇、甘油三酯、低密度脂蛋白都增高。由于血脂高,血浆颜色呈乳白色。

低血浆蛋白——大多数病人血浆清蛋白的水平在 30 克以下。

【肾病综合征在足部的体征】 肾反射区触摸有气泡阳性物,疼痛。

【足疗与肾病综合征的关系】 足部有与肾脏相对应的肾反射区,另外对症的如利尿、消肿,可通过刺激相应的反射区来调理。

肾病综合征是自身免疫性疾病,调理自身免疫性疾病足部有相对应的免疫系统反射区。

【足疗调理肾病综合征的处方】

全足：62 个反射区

重点反射区
- 症状区：肾、腹腔神经丛
- 相关区
  - 输尿管、膀胱、尿道、垂体、肾上腺
  - 免疫系统：扁桃腺、胸淋巴腺、脾、上下身淋巴腺等

【足疗对肾病综合征的作用】

刺激肾、腹腔神经丛反射区可调节肾脏功能。

刺激输尿管、膀胱、尿道反射区，帮助排尿消肿。

刺激垂体、肾上腺反射区，起激素作用，提高肾小球滤过率和改善肾小球的通透性，消除蛋白尿。同时，也能防止药物激素产生的依赖性。

刺激免疫系统反射区，既是为了提高身体抵抗力，防止感染，也可防止因在治疗上使用激素和免疫剂导致的免疫力下降。

【注意事项】

1. 足疗调理肾病综合征有确切疗效，而且没有药物治疗的副作用。

2. 足疗时间要长，开始的三个月必须按疗程操作，然后视病情隔天或一星期做 1～2 次，直到康复。

老年性尿失禁

尿失禁是指尿液不能自控地经尿道流出或滴出。尿失禁分完全性和压力性尿失禁。完全性尿失禁是指先天性和某些疾病导致尿道括约肌损伤或神经功能失常，丧失了控制尿液的能力，出现尿的失禁。压力性由于老年括约肌退行性变化而松弛，在腹部压力骤然增加而造成小量尿液外溢。老年性尿失禁主要是压力性尿失禁，是老年人的多发病，尤其是老年妇女。

【病因】　老年性尿失禁主要原因是梗阻和雌激素过低两个方面。

梗阻：任何原因造成的膀胱和尿道的不完全性梗阻都会影响尿液的通畅排出，引起尿失禁。比如女性残留的先天性瓣膜，若发生慢性炎症使其增厚就会导致尿道口狭窄，影响排尿通畅。另外反复发生的尿道炎

和膀胱炎,由于炎症久治不愈,导致膀胱颈口及尿道狭窄,也会引起尿失禁。

雌激素过低:妇女进入更年期后,由于体内雌激素水平明显下降,盆底肌群张力松弛,不能再辅助薄弱的尿道外括约肌控制尿液的溢出,因而造成老年女性尿失禁。同时,由于雌激素过低,膀胱和尿道黏膜的免疫功能也随之下降,容易发生膀胱炎和尿道炎,加重尿失禁。

另外,老年妇女因多次生育,阴道前壁松弛,或者随年龄老化,阴道萎缩而产生尿失禁。

【症状】 老年性尿失禁常发生在大笑、咳嗽、跑步、长时间站立、长距离行走、上举重物等时有小量尿液外溢。

【老年性尿失禁在足部的体征】 尿道及阴道反射区触摸有气泡,疼痛。

【足疗与老年性尿失禁的关系】 足部有与尿道和控制排尿的神经系统相对应的反射区。

【足疗调理老年性尿失禁的处方】

基本反射区:肾、输尿管、膀胱、尿道

重点反射区
- 症状区:尿道及阴道
- 相关区
  - 小脑脑干、大脑、腰椎骶尾骨、膈肌
  - 内分泌系统:垂体、肾上腺、生殖腺
  - 免疫系统:下身淋巴腺、腹股沟

【足疗对老年性尿失禁的作用】

刺激尿道及阴道、小脑脑干、大脑、腰椎、骶尾骨、膈肌反射区,有调节神经功能作用,从而改善尿失禁的症状。

刺激内分泌功系统反射区,目的在调节内分泌失调引起的尿失禁。

刺激免疫系统反射区,加强人体的免疫功能,减少尿路感染,保证尿道通畅是对尿失禁最好的治疗。

【注意事项】

1. 首先查明原因,如是因先天性瓣膜引起的尿失禁,手术治疗。

2. 每日进行数次的提肛锻炼,增加底盆肌和括约肌的收缩功能。

3. 足疗对老年性尿失禁有一定的疗效,但必须坚持。

膀 胱 炎

　　膀胱炎是指由于细菌侵入尿道并感染膀胱所引起的膀胱炎症。临床上把膀胱炎称为下尿路感染。膀胱炎是泌尿系统的常见病,老年人的发病率比较高,尤其是女性老年人。膀胱炎分急性膀胱炎和慢性膀胱炎。

　　【病因】　正常的膀胱有很强的抵抗力,细菌很难通过上皮细胞侵入膀胱壁,即使细菌进入膀胱,很快也随尿液排出体外,细菌在膀胱的停留时间很少。但当上尿路感染,下尿路梗阻,细菌都会停留在膀胱内,再加上膀胱此时抵抗力降低,正常的膀胱屏障就容易遭到破坏,发生感染而导致膀胱炎的发生。另外,女性尿道短而宽,尿道口距肛门阴道比较近,容易发生尿路感染。随着年龄增加,老年女性尿路抵抗力降低,这也是好发膀胱炎的一个原因。

　　【症状】

　　急性膀胱炎:发病急骤,常在过度劳累、受凉、长时间憋尿、性生活后发病,病程一般持续1～2周。患者排尿有烧灼感,并在尿道区有疼痛,有时有尿急和严重的尿频,有时有肉眼血尿和血块排出,或终末血尿。患者感到体弱乏力,有低热、也可有高热、耻骨上不适和腰背痛。

　　慢性膀胱炎:慢性症状与急性症状相似,但无高热,症状可持续数周或间歇性发作。患者乏力、消瘦、出现腰腹部及膀胱、会阴区不舒适或隐痛,有时会出现头昏、眩晕等神经衰弱症状。

　　【膀胱炎在足部的体征】　膀胱反射区肿胀、凸出。触摸有气泡、软块阳性物,疼痛。

　　【足疗与膀胱炎的关系】　足部有与膀胱器官相对应的膀胱反射区。

【足疗调理膀胱炎的处方】

基本反射区：肾、输尿管、膀胱、尿道

重点反射区 ┬ 症状区：膀胱
　　　　　 └ 相关区 ┬ 肾上腺
　　　　　　　　　　├ 泌尿系统：肾、输尿管、膀胱、尿道
　　　　　　　　　　└ 免疫系统：下身淋巴腺、腹股沟

【足疗对膀胱炎的作用】

刺激膀胱反射区，可增强膀胱的抵抗能力。

刺激泌尿系统反射区，增强泌尿系统的抵抗力，促进排泄的通畅，可使膀胱炎早日痊愈。

刺激肾上腺反射区可促进分泌激素，有助消除炎症。

刺激免疫系统反射区，起消炎作用。

【注意事项】

1. 平时不要憋尿，多喝水。

2. 有前列腺增生的，一定要先治疗前列腺增生，保证排尿通畅，可减少膀胱炎的发生。

3. 慢性膀胱炎患者要注意劳逸结合，疲劳会复发膀胱炎。

4. 足疗对膀胱炎有很好疗效，膀胱和尿道反射区同样重要，所以这两个反射区要多做。

九、足疗与感觉系统疾病

1. 解剖位置　感觉系统由感受器组成。感受器广泛分布人体各部，是机体接收外部环境刺激的特殊感觉器官。分布在人体头部的感受器称为特殊感受器。如视觉感受器、听觉感受器、嗅觉感受器、位置觉感受器等。我今天讲的就是这些特殊感受器。

2. 生理功能　感受器是人类认识世界的第一个环节。把感受到的刺激，转变成神经冲动，沿着一定的传导途径传到脑，产生相应的感觉。

3. 感觉系统反射区的组成　眼、鼻、耳、内耳迷路。

4. 感觉系统的常见病　老年性白内障，青光眼，耳鸣，老年性耳聋，眩晕，梅尼埃病，慢性鼻炎。

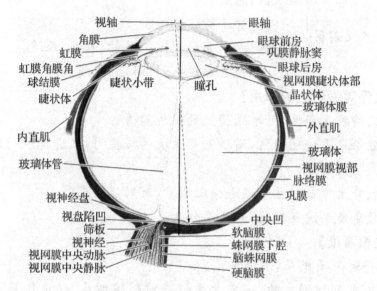

视轴 —— —— 眼轴
角膜 ——
虹膜 ——
虹膜角膜角 ——
球结膜 ——
睫状体 ——
内直肌 ——
玻璃体管 ——
视神经盘 ——
视盘陷凹 ——
筛板 ——
视神经 ——
视网膜中央动脉 ——
视网膜中央静脉 ——

睫状小带 —— 瞳孔

—— 眼球前房
—— 巩膜静脉窦
—— 眼球后房
—— 视网膜睫状体部
—— 晶状体
—— 玻璃体膜
—— 外直肌
—— 玻璃体
—— 视网膜视部
—— 脉络膜
—— 巩膜
—— 中央凹
—— 软脑膜
—— 蛛网膜下腔
—— 脑蛛网膜
—— 硬脑膜

图 2-12　右侧眼球水平断模式图

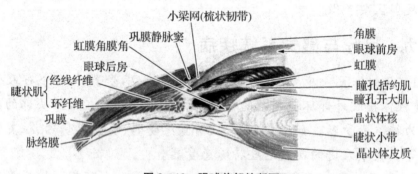

小梁网(梳状韧带)
巩膜静脉窦
虹膜角膜角
眼球后房
睫状肌 { 经线纤维
环纤维
巩膜
脉络膜

—— 角膜
—— 眼球前房
—— 虹膜
—— 瞳孔括约肌
—— 瞳孔开大肌
—— 晶状体核
—— 睫状小带
—— 晶状体皮质

图 2-13　眼球前部的断面

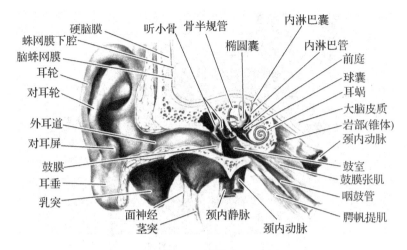

图 2 - 14　位听器模式图（右侧）

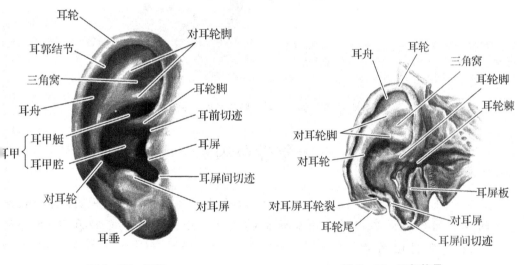

图 2 - 15　耳郭

图 2 - 16　耳郭软骨

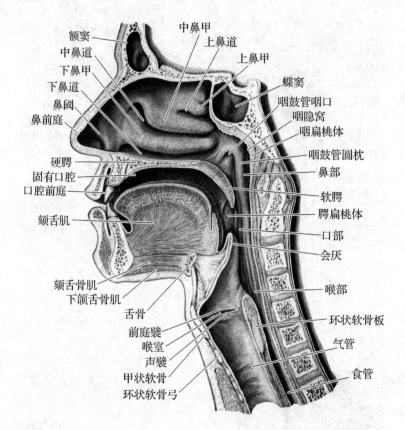

中鼻甲
额窦
上鼻道
中鼻道
上鼻甲
下鼻甲
下鼻道
蝶窦
鼻阈
咽鼓管咽口
鼻前庭
咽隐窝
咽扁桃体
硬腭
咽鼓管圆枕
固有口腔
鼻部
口腔前庭
软腭
颏舌肌
腭扁桃体
口部
会厌
颏舌骨肌
下颌舌骨肌
喉部
舌骨
环状软骨板
前庭襞
喉室
气管
声襞
甲状软骨
食管
环状软骨弓

图 2-17　鼻腔、口腔、咽和喉的正中矢状断

老年性白内障

人体正常的晶状体是透明的,如果晶状体变混浊、影响视力,称为白内障。简单地说白内障就是晶状体的混浊。白内障发病年龄在 50 岁以上,称老年性白内障。

【病因】　老年性白内障是晶状体本身逐渐发生变性混浊的原发性白内障。其病因主要是生理性老化而发生的退行性改变。如晶状体的硬化和脱水、晶状体蛋白变性、营养失调、代谢障碍、内分泌变化、紫外线照射等。另外遗传也是一原因。

【症状】　老年性白内障发展过程分:初发期、未成熟期、成熟期、过熟期。

初发期——晶状体的混浊局限在周边部。视力不受影响。

未成熟期——晶状体的混浊呈弥漫性向中央发展。视力受影响。

成熟期——晶状体全部混浊。视力严重障碍,仅存光感。

过成熟期——晶状体里的水分继续减少,面积缩小。晶状体呈均一的白色混浊。

【老年性白内障在足部的体征】 眼反射区长异物,眼反射区五点六面触摸有气泡并且疼痛。

【足疗与老年性白内障的关系】 足部有与眼器官相对应的眼反射区。

【足疗调理老年性白内障的处方】

基本反射区:肾、输尿管、膀胱、尿道

重点反射区 ⎰ 症状区:眼
　　　　　 ⎱ 相关区 ⎰ 三叉神经、小脑脑干
　　　　　　　　　　 ⎱ 内分泌系统:甲状腺、胰等

【足疗对老年白内障的作用】

刺激眼反射区是针对该病的患处。可直接起调节眼器官功能。

刺激三叉神经、小脑脑干反射区是通过调节眼部神经的作用,从而促使眼功能恢复。

刺激内分泌系统的反射区,可调节因内分泌失调引发的糖尿病,从而缓解其并发症白内障的发展。

【注意事项】

1. 老年性白内障开始时症状不是很明显,一般没有充血和疼痛,常在不知不觉中发生,所以掌握早期的发病特点利于早期的预防,如出现不活动的飞蚊症,复视或多视现象,近视力变好,夜盲与昼盲,看灯光可出现片状彩环。

2. 足疗对白内障早期、中期有效,坚持足疗可稳定延缓其发展,对提高视力有帮助。

3. 足疗对手术后的恢复有促进作用。对人工植入晶体后,后囊发生的并发症有预防作用。

青光眼

青光眼是指眼内压间断或持续升高的一种眼病。

【病因】 青光眼分先天性青光眼、原发性青光眼、继发性青光眼。
先天性青光眼——先天发育不全,如房角过小,导水管先天闭塞。
原发性青光眼——原因不明。有一定的家族史。
继发性青光眼——炎性疾病引起、外伤所致、激素导致等。
青光眼病根据眼房角的情况又分为闭角型青光眼、开角型青光眼。
闭角型青光眼——有先天因素,如前房浅、房角窄。血管神经因素。
开角型青光眼——病因不是很清楚,一般认为是房水分泌旺盛或房角引流系统功能失调。

【症状】

1. 闭角型青光眼的症状

(1)急性闭角型青光眼:发病急,患眼侧头部剧痛,眼球充血,视力骤降为典型症状。

(2)亚急性闭角型青光眼:症状轻。视力下降,眼球轻度充血,常在傍晚发病、睡眠后缓解。

(3)慢性闭角型青光眼:自觉症状不明显,发作时轻度眼胀,头痛,阅读有困难,常有虹视。发作时患者到亮处或睡眠后缓解。

2. 慢性开角型青光眼的症状 发病隐蔽,进展较为缓慢,非常难察觉,早期一般无任何症状,当病变发展到一定程度时,可出现轻度眼胀、视力疲劳和头痛,视力一般不受影响,而视野逐渐缩小。

【青光眼在足部的体征】 眼反射区长异物,眼反射区五点六面触摸有气泡并且疼痛。

【足疗与青光眼的关系】 足部有与眼器官相对应的眼反射区。

【足疗调理青光眼的处方】

基本反射区:肾、输尿管、膀胱、尿道

重点反射区{ 症状区:眼
相关区:三叉神经、小脑脑干、颈椎、肾上腺

【足疗对青光眼的作用】

刺激眼、三叉神经、小脑脑干和颈椎反射区,改善神经调节与血管舒缩功能,从而控制疾病发展或尽可能延缓其发展,降眼压,最大限度保存视力。

刺激肾上腺反射区能改善因青光眼引起的头痛。

【注意事项】

1. 少生气,能预防和减少青光眼发作次数。

2. 避免风寒,不要太劳累,禁食辛辣,保持大便通畅。

耳　鸣

耳鸣,顾名思义就是耳朵里本身出现了一些声音。耳鸣是一种主观感受,环境中并没有什么声音在响。实际上,耳鸣不是一个独立的疾病,而是一种症状的表现。它可能是耳朵本身机能失调的表现,也可能是某些疾病的早期信号。

【病因】 耳鸣的产生原因很复杂:耳部本身疾病、中枢神经系统疾病、全身性疾病、情绪因素等造成。

1. 耳部本身疾病　外耳道炎、耵聍栓塞、急慢性中耳炎、鼓膜穿孔、耳硬化等。长期的噪音损伤和耳毒性药物引起耳鸣。

2. 中枢神经系统疾病　听神经瘤、颅内感染、脑震荡、吸烟、乙醇中毒、一氧化碳中毒、脑动脉硬化、椎动脉与基底动脉供血不足等都可引起耳鸣。

3. 全身性疾病　高血压、糖尿病、贫血、内分泌失调、过敏、颈椎病、肾病、失眠、白血病等全身性疾病也可引起耳鸣。

【症状】

外耳疾病引起的耳鸣——一般是机器的轰轰声,调稍低,时隐时现。

中耳疾病引起的耳鸣——除了有耳鸣外,还常伴耳胀闷感。

内耳疾病引起的耳鸣——一般是蝉鸣性高音,间歇性或持续性。

【耳鸣在足部的体征】 耳反射区五点六面触摸有气泡并且疼痛。

【足疗与耳鸣的关系】 足部有与耳器官相对应的耳反射区。

【足疗调理耳鸣的处方】

基本反射区：肾、输尿管、膀胱、尿道

重点反射区
- 症状区：耳、内耳迷路
- 相关区
  - 小脑脑干、三叉神经、大脑、颈椎、肾上腺
  - 针对病因再加相关反射区

【足疗对耳鸣的作用】

刺激耳和内耳迷路的反射区可直接调理耳器官。

刺激小脑脑干等神经系统反射区可促进耳神经活跃，改善耳鸣现象。

刺激肾上腺反射区可起消炎脱敏作用。

引起耳鸣的情况很多，所以首先要弄清造成耳鸣的病因，针对引起耳鸣的疾病进行治疗。同样的，足疗首先要对引起耳鸣的疾病进行足疗调理，才能从根本上解决耳鸣现象。

【注意事项】

1. 情绪因素引起的耳鸣，只要注意自我调节情绪，耳鸣就会消失。
2. 戒烟限酒，也能减少耳鸣的发生。
3. 药物引起的耳鸣，关键是避免可引起耳鸣的药物。

老年性耳聋

老年性耳聋是指随着年龄增加，听觉器官发生退行性老化导致听力减退。

【病因】

1. 生理因素　听力和全身其他器官衰老一样不可抗拒，是一切生物的自然规律。随着年龄增加，正常人在45岁以后听力就开始下降，每年下降1.5分贝。

2. 病理因素　老年性耳聋除了生理因素造成外，还有一些加速此病的内源和外源因素。

3. 内源因素　耳朵本身的疾病、耳毒性药物、营养与代谢、老年性疾病、烟和酒等造成耳聋。

4. 外源因素　地理和环境因素。

【症状】

高音调听力障碍——早期表现,呈双侧对称性,对电话声、门铃声、手表声、鸟叫声等有听力障碍。

重振现象——低声听不到,高声又嫌吵。

语言识别差——要求别人讲话慢、重复,不是听不到,而是没听懂。

耳鸣——60%的患者有耳鸣现象。

自声提高——患者无控制声调高低的能力,讲话声音提高。

精神改变——耳聋的加重会导致精神的抑郁和性格孤僻。

【耳聋在足部的体征】　耳反射区触摸有颗粒阳性物,疼痛。

【足疗与老年性耳聋的关系】　足部有与耳器官相对应的耳反射区。

【足疗调理老年性耳聋的处方】

基本反射区:肾、输尿管、膀胱、尿道

重点反射区{ 症状区:耳、内耳迷路

相关区:小脑脑干、大脑、颈椎、三叉神经、肾上腺

【足疗对老年性耳聋的作用】

刺激耳、内耳迷路反射区,针对症状区起直接调理耳器官作用,从而尽可能延缓听力衰老。

刺激小脑脑干、大脑、三叉神经、颈椎反射区,促进耳神经的恢复。

刺激肾上腺反射区,调节因药物性耳聋。

【注意事项】

1. 听力衰老是无法抗拒的自然规律,但如果注意预防和保健,能明显延缓衰老的过程。足疗有很好的防耳聋效果,但须坚持。

2. 治疗影响听力的全身性疾病,如高血压、糖尿病、慢性肾炎、血脂异常症、动脉硬化等。并针对这些疾病增加相关的足反射区。

3. 戒烟限酒,保持良好心态。

4. 耳郭宜常弹,鼓宜常叩。可促进内耳的血液循环,预防听力衰老有一定的作用。

眩 晕

眩晕是一种运动错觉,是患者对外界景物或自身运动的错觉和幻觉。眩晕属空间定向感觉的紊乱。

【病因】 人体的平衡是由视觉系、本体感觉系、内耳前庭系协调完成的,三者中内耳前庭系统起主要的作用。当一些疾病导致内耳前庭系统出现病变时,双侧前庭末梢向中枢传递的信号出现不对称,客观上就会出现平衡障碍,主观上就会发生眩晕的感觉。

引起眩晕的疾病有:

耳部病变——耳部病变引起的眩晕也称耳源性眩晕,包括耵聍栓塞、外耳道异物等外耳疾病;梅尼埃病、耳石症、迷路炎、窗膜破裂等内耳病变;听神经瘤、急性前庭神经元炎等引起的听神经病变。

骨科疾病——颈椎病等颈部病变引起的眩晕称颈源性眩晕。

心血管疾病——慢性心律失常、心肌无力、低血压、脑供血不足等。

眼部疾病——视觉系统存在问题的眼部疾病,如屈光异常等有时也会引起眩晕,与眼病有关的眩晕称眼源性眩晕。

【症状】 患者睁眼时感到外界物体沿一定的平面和方向旋转,闭目时感到自身沿同一平面与方向旋转,有人形象地描绘眩晕有摇摆感、升降感、漂浮感、倾倒感。

眩晕主要有四种表现:

旋转性眩晕——患者感觉到天旋地转。

视物摇晃——有像坐电梯突然启动时出现的失重感。

视物黑蒙——典型的是在地上蹲着,突然站起有眼冒金星的感觉。

走路不稳——踏空感,一只脚重,一只脚轻,走路跌跌撞撞或向一侧倾斜。

【眩晕在足部的体征】 内耳迷路、三叉神经、小脑脑干反射区触摸有气泡阳性物,疼痛。

【足疗与眩晕的关系】 足部有与人体平衡系统相对应的反射区。

【足疗调理眩晕的处方】

基本反射区：肾、输尿管、膀胱、尿道

重点反射区　症状区：小脑脑干、大脑、内耳迷路、眼、颈椎、心

　　　　　　相关区：胃、腹腔神经丛

【足疗对眩晕的作用】

刺激小脑脑干、大脑、内耳迷路、眼、颈椎、心反射区可改善多种原因引起的眩晕。

刺激胃、腹腔神经丛反射区改善眩晕引起的恶心、呕吐等不适反应。

【注意事项】

1. 根据眩晕表现，旋转性眩晕和视物摇晃是前庭系统问题，应首先到耳鼻喉科看病。视物黑蒙和走路不稳应首先到神经科就诊。

2. 足疗对眩晕症有很好的效果。

梅尼埃病

梅尼埃病是指内耳迷路积水肿胀，压迫前庭感受器所致的眩晕、耳鸣、耳聋等症状。

【病因】　梅尼埃病的发病原因迄今不明，我们只能通过本病的一些发病特点来了解。

1. 可能与情绪、压力有关　欧美的发病率是我国的 10 倍以上。二次大战后日本的发病率明显上升，与欧美持平。我国随着生活水平的提高，各种压力也提高，梅尼埃病的发病率也逐步升高。因为情绪变化可导致自主神经功能紊乱，产生迷路积水。

2. 可能与内分泌有关　根据本病的发病年龄，多见于 40 岁左右的中年人，女性多于男性。内分泌改变可直接导致自主神经功能紊乱而影响迷路。

3. 可能与患者的体质有关　过敏体质、抵抗力差、易受病毒感染的人易患此病。

【症状】

眩晕：无前兆，呈突发旋转性，伴有恶心、呕吐、面色苍白、出冷汗、脉搏迟缓、血压下降等，睁眼转头时症状加剧，闭目静卧时症状减轻。神志

清醒,持续数十分钟或数小时后自然缓解。

耳鸣:多发生在眩晕发作之前,初为持续性低音调,如吹风声或流水声,后转为高调蝉鸣声或汽笛声。耳鸣在眩晕发作时加剧,间歇期自然缓解,但不消失。

耳聋:患病初期不明显,随发作次数增多而加重。发作时加重,间歇期减轻。

耳内闷塞,头脑满胀:发作时患侧头部或耳内有胀满、沉重或压迫感,有时感耳周围灼痛。

【梅尼埃病在足部的体征】 内耳迷路反射区触摸有气泡阳性物,疼痛。

【足疗与梅尼埃病的关系】 足部有与内耳迷路相对应的内耳迷路反射区。

【足疗调理梅尼埃病的处方】

基本反射区:肾、输尿管、膀胱、尿道

重点反射区 ┌ 症状区:耳、内耳迷路

└ 相关区:大脑、胃、腹腔神经丛

【足疗对梅尼埃病的作用】

刺激耳和内耳迷路是针对梅尼尔病的病因:内耳迷路水肿。刺激内耳迷路能有效改善水肿,很快缓解症状。

刺激大脑、胃、腹腔神经丛可调节眩晕引起的呕吐,目的是缓解症状。

【注意事项】

1. 放松精神,保持乐观情绪。

2. 足疗对梅尼埃病有很好疗效,因足疗能调节自主神经功能、改善内耳微循环,达到解除迷路积水的目的。

慢性鼻炎

慢性鼻炎是鼻腔黏膜或者黏膜下炎症。临床上将慢性鼻炎分为慢性单纯性鼻炎和慢性肥厚性鼻炎。

【病因】

局部因素：鼻部疾病反复发作引起鼻黏膜发炎的结果。扁桃腺等邻近器官的感染引起，鼻腔长期用药也会引起，吸烟过多过久，或长期吸入污染空气。

全身因素：中枢神经系统功能紊乱造成，内分泌失调，慢性疾病如糖尿病、贫血、肾炎等，另外维生素的缺乏和长期疲劳都会引起。

【症状】

慢性单纯性鼻炎——鼻塞为间歇性、交替性，鼻涕多呈黏性。有轻度的嗅觉改变。

慢性肥厚性鼻炎——是慢性单纯性鼻炎发展而来，所以其症状要比慢性单纯性鼻炎重。鼻塞为双侧持续性鼻塞，无交替性，鼻涕黏性，不易擤出，嗅觉减退，鼻音重。

【慢性鼻炎在足部的体征】 鼻反射区皮肤粗糙，触摸有颗粒阳性物，足大拇趾前半部呈圆形状。

【足疗与慢性鼻炎的关系】 足部有与鼻器官相对应的鼻反射区。

【足疗调理慢性鼻炎的处方】

基本反射区：肾、输尿管、膀胱、尿道

重点反射区 ┌ 症状区：鼻、前额
　　　　　　└ 相关区：小脑脑干、大脑、三叉神经、甲状腺、生殖腺、扁桃腺、胸淋巴腺、肾上腺

【足疗对慢性鼻炎的作用】

刺激鼻和前额反射区可起到调节鼻器官的功能。

刺激小脑脑干、大脑、三叉神经反射区可调节中枢神经系统功能。

刺激甲状腺、生殖腺反射区可调节因内分泌失调引起的慢性鼻炎。

刺激扁桃腺和胸淋巴腺反射区可增加人体的免疫功能，从而防止感冒等引起的慢性鼻炎。

刺激肾上腺反射区可起消炎和脱敏作用。

【注意事项】

1. 慢性鼻炎易反复发作，增强体质，可减少疾病的发生。防止上呼吸道感染、甲减、糖尿病等，可防止慢性鼻炎的复发。

2. 足疗对慢性鼻炎有很好的调理作用，但须持之以恒。

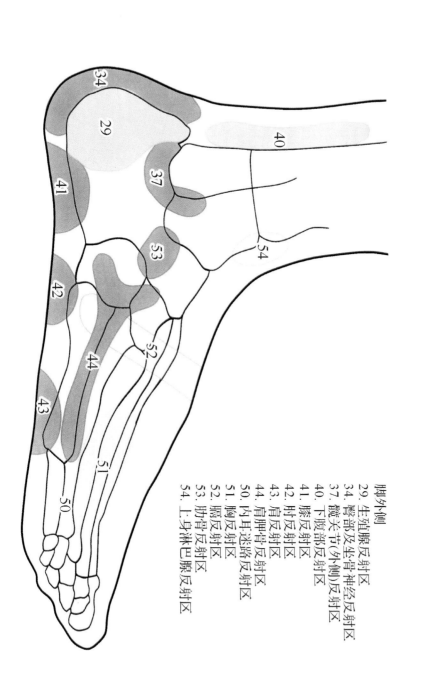

脚外侧

29. 生殖腺反射区
34. 臀部及坐骨神经反射区
37. 髋关节(外侧)反射区
40. 下腹部反射区
41. 膝反射区
42. 肘反射区
43. 肩反射区
44. 肩胛骨反射区
50. 内耳迷路反射区
51. 胸反射区
52. 膈反射区
53. 肋骨反射区
54. 上身淋巴腺反射区

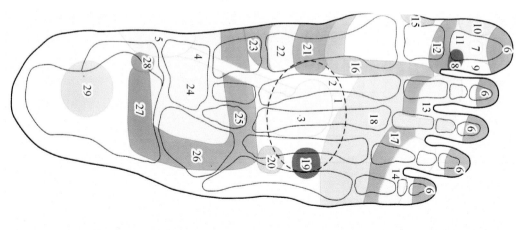
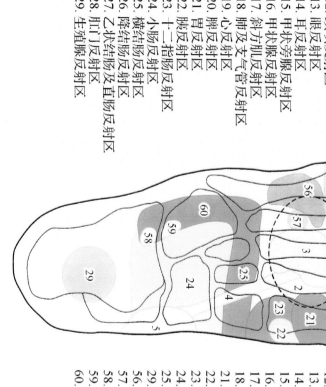

左足底面

1. 肾上腺反射区
2. 腹腔神经丛反射区
3. 肾反射区
4. 输尿管反射区
5. 膀胱反射区
6. 前额反射区
7. 垂体及脑干反射区
8. 小脑及脑干反射区
9. 三叉神经反射区
10. 头部（大脑）反射区
11. 鼻反射区
12. 额顶反射区
13. 眼反射区
14. 耳反射区
15. 甲状腺反射区
16. 甲状旁腺反射区
17. 斜方肌反射区
18. 肺及支气管反射区
19. 心反射区
20. 脾反射区
21. 胃反射区
22. 胰反射区
23. 十二指肠反射区
24. 小肠反射区
25. 横结肠反射区
26. 降结肠反射区
27. 乙状结肠及直肠反射区
28. 肛门反射区
29. 生殖腺反射区

右足底面

1. 肾上腺反射区
2. 腹腔神经丛反射区
3. 肾反射区
4. 输尿管反射区
5. 膀胱反射区
6. 前额反射区
7. 垂体及脑干反射区
8. 小脑及脑干反射区
9. 三叉神经反射区
10. 头部（大脑）反射区
11. 鼻反射区
12. 额顶反射区
13. 眼反射区
14. 耳反射区
15. 甲状腺反射区
16. 甲状旁腺反射区
17. 斜方肌反射区
18. 肺及支气管反射区
21. 胃反射区
22. 胰反射区
23. 十二指肠反射区
24. 小肠反射区
25. 横结肠反射区
29. 生殖腺反射区
56. 肝反射区
57. 胆囊反射区
58. 盲肠（及阑尾）反射区
59. 回盲瓣反射区
60. 升结肠反射区